JN303293

「ニアミス」と呼ぶ場合もある．
インシデント　⇒　p.107

医療事故事例・ヒヤリ・ハット事例のレポート
　院内報告制度において，医療事故やヒヤリ・ハット事例が発生したときに提出するレポートのこと．施設によってこのレポートの呼称には多様性がみられる．例えば，「インシデントレポート」，「アクシデントレポート」，「インシデント・アクシデントレポート」，「出来事報告書」などと呼ばれている．

医療過誤
　医療行為や医療管理において，医療従事者側の過失によって患者に被害を発生させた行為のことをいう．

医療紛争
　一般に，医療事故の発生に伴って生じる人間関係のもつれのことをいう．医事紛争とも呼ばれる．

医療安全管理者
　医療安全管理者は，医療安全推進担当者と連携・協働し，組織全般にわたって横断的な医療安全管理活動を行う者を指す．医療安全推進担当者とは，部署・病棟レベルで，医療安全管理者の指示のもと，医療安全管理活動業務に携わる者を指す．施設によっては，医療安全管理者をリスクマネジャー，セーフティマネジャーと呼んでいる場合がある．

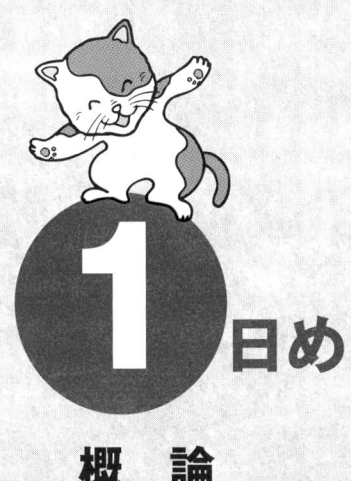

1日め

概論

- 医療安全推進の背景と経緯
- 国家的な医療安全の取り組み
- 医療安全は医療者の社会的責任

1-1 医療安全推進の背景と経緯

1999年,医療の安全神話を揺るがすような医療事故が大学病院で起きた.同じ年,米国で年間の有害事象数を推計した報告書が公表され,世界に衝撃を与えた.以降,日本の医療安全対策は急速に進んでいくことになる.

『To Err is Human：人は誰でも間違える』のインパクト

1999年に米国医学研究所(Institute of Medicine, 以下IOM)が公表した医療上のエラーに関する報告書『To Err is Human：Building a Safer Health System(邦訳：人は誰でも間違える―より安全な医療システムを目指して)』は,米国のみならず世界中の医療従事者に衝撃を与えた.なぜならこの報告書は,高度な医療技術を有し,世界的にも最高水準を誇る米国の医療の信頼を大きく失墜させるものだったからである.

同報告書では,米国における医療上のエラーの実態を,有害事象の推計値を用いて初めて本格的に明らかにすると同時に,医療安全に関する数々の提言を行っている.

また,米国で行われた疫学調査から引用した次のようなデータおよび推計値が公表されている.

- コロラド,ユタ両州で行われた調査では,入院患者の2.9%が有害事象に遭遇し,そのうち8.8%は死に至った
- ニューヨーク州で入院患者の3.7%が有害事象に遭遇し,そのうち13.6%が死に至った

上記の調査結果を,1997年の全国入院患者3,360万人余に当てはめると,少なくとも毎年4.4万〜9.8万人の国民が有害事象で死亡していることになる.

同報告書は,「人は誰でも間違える.だから医療事故は必ず起こる」ことを前提としている.さらに,「重要なことは,個人を攻撃して起こってしまった誤りをとやかく言うのではなく,安全を確保できる方向にシステムを設計し直し,将来のエラーを減らすように専心することである」としている.

こうした考え方は,日本における医療安全対策の基盤を整備するうえで,重要な示唆を与えることとなった.

大学病院で起きた患者取り違え事故とは

IOMの報告書が公表された同年、日本の医療の根幹を揺るがすような重大な医療事故が発生した。1999年1月11日に起こった「横浜市立大学附属病院での患者取り違え事故」である。ここであらためて、事故の概要と経緯をふり返ってみよう。

【概要】

「横浜市立大学附属病院第一外科で、心臓手術を行う患者Aと肺手術を行う患者Bを取り違えて手術、手術後、患者が違うことに気づいた」

【経緯】

①病棟が多忙という理由で、心臓手術の患者Aと肺手術の患者Bを看護師1人で手術室へ搬送

②手術室側で引き継いだ看護師は3日前に2人の患者の顔を確認していたが、患者Aに対し「Bさん、よく眠れましたか」と声をかけ、患者Aは「はい」と答えた。そのため、患者と面識のないもう1人の手術室看護師は、患者Aを患者Bだと思い込んだ

③患者Bに対しては、声による確認は行われなかった

④手術室でも、患者はそれぞれ間違った名前に対して返答していた

⑤麻酔科医は挿管時、義歯をはずすよう指示した患者の歯がすべてそろっていることに気づいた。念のため看護師を通じて病棟に確認。病棟からは、「確かに患者Bは手術室に搬送されている」との回答があった

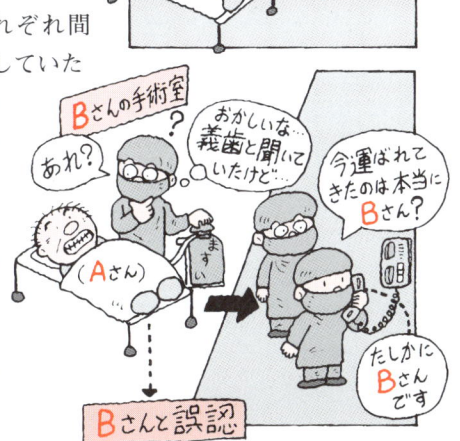

1日め 概論

⑥ 患者Aの執刀医は，患者の髪が記憶と異なり，心臓内の血圧，心臓超音波の映像の所見も術前検査と異なっていることに疑問を感じたが，医師の1人が肋骨の形のみで判断し，患者Bを患者Aとみなした

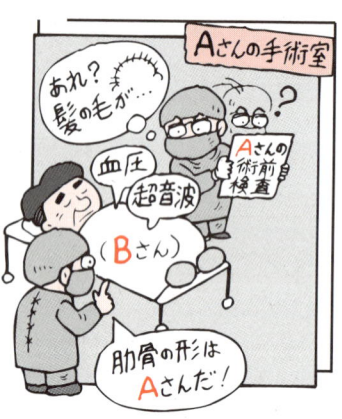

⑦ 肺開胸後，執刀医は患者Aの心臓の状態が，カルテに記載された所見と異なっていることに気づいたが，手術は続行された．輸血も行われたが偶然2人の血液型は同じであった

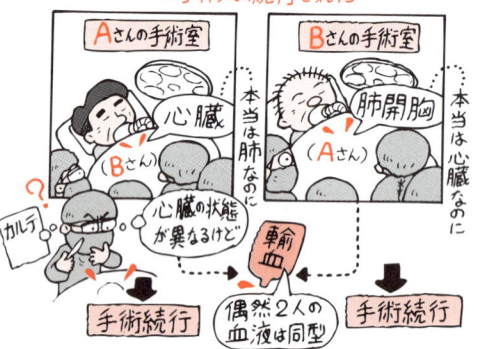

⑧ 手術後，集中治療室にて行われた体重測定で，患者の体重がカルテのデータと大きく異なっていることがわかり，集中治療室の看護師が患者を取り違えているのではとの疑いをもった

⑨ 心臓手術の患者を前年まで担当していた医師により，取り違えが確認された

この患者取り違え事故は大々的に報道され，国民の医療不信を増大するきっかけとなった．事故回避の機会が何度もあったにもかかわらず，十分な確認を怠ったため，重大な事故が発生してしまったのである．

この事故からわれわれ医療従事者が学んだことは，

- 間違いが重なって重大な事故を起こす
- 多忙は，医療事故を誘発する原因になりうる
- 思い込み，コミュニケーションエラーも医療事故の原因になる
- 業務の分業化は，ミスを誘発する
- 患者の認識を信頼しすぎない

ということである．

こうしたちょっとしたミスの連鎖は決して特殊なことではない．医療従事者の誰もが事故の当事者となりうるという意識をもち，一丸となって事故防止に取り組んでいかねばならない．

なお，患者取り違えの具体的対策としては，『厚生労働省の患者誤認事故防止方策に関する検討会報告書』において，「麻酔開始時には主治医や執刀医が立ち会い，患者の最終確認をする」「手術スタッフによる術前の患者訪問」「患者識別バンドの装着」等の対策が打ち出されている．

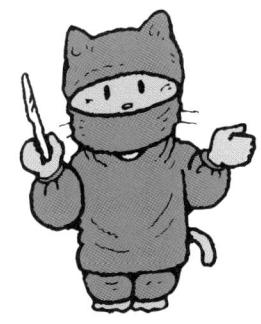

1日め　概　論

なぜ医療事故報道が増えたのか

昨今，毎日のように医療事故に関するニュースが報道されており，いっこうに減る気配をみせない．

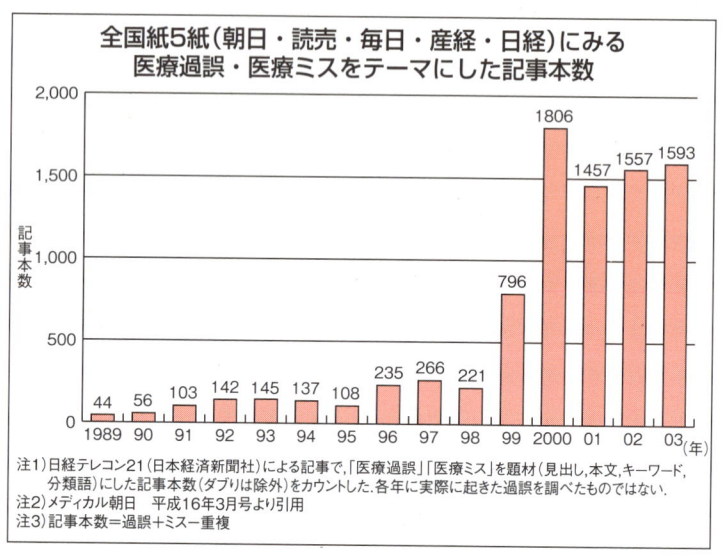

注1）日経テレコン21（日本経済新聞社）による記事で，「医療過誤」「医療ミス」を題材（見出し，本文，キーワード，分類語）にした記事本数（ダブリは除外）をカウントした．各年に実際に起きた過誤を調べたものではない．
注2）メディカル朝日　平成16年3月号より引用
注3）記事本数＝過誤＋ミス一重複

　グラフは，朝日・読売・毎日・産経・日経の5大紙が1年間に医療事故の報道をどれくらいしたか，集計をとったものである．1990年は5紙合わせて56件の報道であった．以後，ほぼ10年間くらいは100件から200件程度の横ばい状態となる．それが1999年に急に4倍に跳ね上がっている．大学病院という日本でも屈指の高度医療機関で患者取り違え事故が起きたことで，医療の安全神話は一気に崩壊したのである．これまで聖域だった医療現場にマスコミが足を踏み入れるきっかけになった．

　その翌年も報道合戦の勢いはとまらず，翌2000年には1,806件まで達し，以後，1,500件前後のペースが続いている．

　では，1999年以降，医療事故の発生件数が急に増えたかというと，それ以前は報道が少なかっただけで，実際の件数はわからない．報道件数の増加は，医療事故に対する社会的関心の高まりを表すものであるが，新聞やテレビの報道から，単純に「医療事故が増えている」とはいえない．

看護師が関与した医療事故報道

　日本看護協会の調査によると，2006年に新聞等で初回報道のあった，看護師が関与した医療事故の件数は72件であった．主な情報源は全国紙5紙とインターネットおよび都道府県看護協会から情報提供のあった地方紙の一部である．このため，発生した事故すべてを把握しているものではないが，ここから看護師の関与する事故の傾向がみえてくる．

　72件のうち，とくに報道件数の多かった項目は，「処置」「与薬（注射・点滴）」「チューブ・カテーテル類」「機器一般」「人工呼吸器」であった．それぞれの事故の概要は次のとおりである．

報道件数の多かった項目

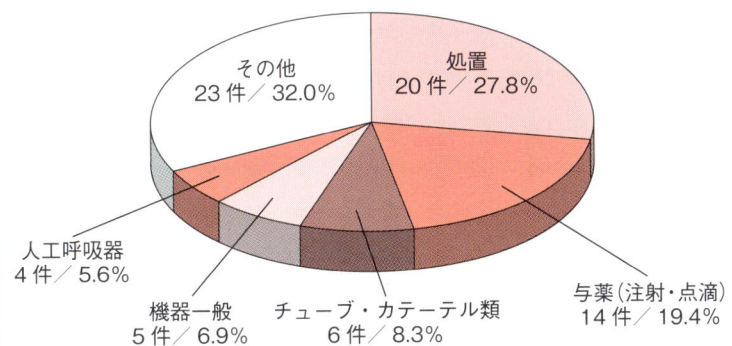

処置
　手術・処置時のガーゼ等の遺残は相変わらず多く16件であった．術後の検査で判明し，早朝に対応した事例もあるが，遺残してから10年以上も経過している事例が6件もあった．

与薬（注射・点滴）
　高濃度カリウム製剤の誤使用に関するものが2件．2年前に医療関連団体から「アンプル型カリウム製剤」の排除の勧告が出されていたが，その安全情報が十分に活用できていない施設もあり事故が発生してしまった．

チューブ・カテーテル類
　気管カニューレの取り違いによるものが2件，経鼻栄養チューブから肺への栄養剤誤注入が2件あった．そのほか，点滴チューブから経管栄養剤を注入した事故が1件，点滴チューブと栄養チューブ

の同じ部位への固定と誤接続防止器具の導入の不備が背景要因と考えられる.

機器一般

　モニター類のアラーム対応に関するものが3件. これらは一般病棟で使用していた生体モニター（心電図等）と血中酸素濃度モニターの事故で, アラームへの適切な対応が遅れたというものだ. 一般病棟では多くの患者にモニター類を使用しているが, アラーム発生時に看護師が迅速に対応できる環境が整っていない状況が読み取れる.

人工呼吸器

　発生年でみると, 2004年に9件, 2005年に4件, 2006年に1件と徐々に減少している. 接続部の少ない一体型の回路が普及してきたことが, 事故の減少に影響していると考えられている.

看護師が関与した医療事故報道（2004〜2006年）

内　容	分類項目※	2004年	2005年	2006年
日常生活の援助	食事と栄養	3	0	1
	移送・移動・体位変換	3	3	3
	転倒・転落	0	5	5
	その他	1	3	5
医学的処置・管理	与薬（内服・外用）	2	4	0
	与薬（注射・点滴）	22	23	14
	処置	25	21	20
	機器一般	1	8	5
	人工呼吸器	11	4	4
	チューブ・カテーテル類	13	5	6
	その他	9	2	3
情報と組織		1	1	1
その他		4	5	5
合計		95	84	72

※分類項目は, 厚生労働省「医療安全対策ネットワーク整備事業」（ヒヤリ・ハット事例収集事業）で使用されている分類に基づく.

1-2 国家的な医療安全の取り組み

相次ぐ医療事故報道を背景に社会的な関心が高まり，医療安全は国家的な政策課題となっていった．厚生労働省の推進してきた医療安全関連の主な取り組みをみていく．

医療安全関連の主な取り組み（2000〜2007年）

年月	関連事項
2000年9月	特定機能病院や医療関係団体への大臣メッセージ
2001年3月	「患者安全推進年」とし，共同行動を推進(PSA)
4月	**医療安全推進室設置**
5月	医療安全対策検討会議の発足
6月	ヒューマンエラー部会および医薬品・医療用具等対策部会の設置
10月	医療安全対策ネットワーク整備事業（ヒヤリ・ハット事例収集等事業）開始
2002年4月	「医療安全推進総合対策」の策定
7月	ヒヤリ・ハット事例検討作業部会に医療に係る事故事例情報の取扱いに関する検討部会設置（至2004年3月）
10月	医療機関における安全管理体制の強化（**医療法施行規則改正 2002年10月1日**）
2003年4月	特定機能病院および臨床研修病院における安全管理体制の強化（医療法施行規則改正 2003年4月1日） 「医療安全支援センター」の設置開始
7月	医療に係る事故事例報告の取扱いに関する検討部会の下に「医療に係る事故報告範囲検討委員会」設置
12月	「厚生労働大臣医療事故対策緊急アピール」の発出
2004年4月	事例検討作業部会の設置（ヒヤリ・ハット事例検討作業部会の改組） ヒヤリ・ハット事例収集の全国展開等
10月	医療事故事例等の収集を開始
2005年4月	ヒューマンエラー部会の改組（事例検討作業部会との再編） ヒヤリ・ハット事例の収集方法等の改善・定点化等
6月	医療安全対策検討会議から厚生労働省に「今後の医療安全対策について」（ワーキンググループ報告）を提出
9月	診療行為に関連した死亡の調査分析に係るモデル事業 周産期医療施設オープン病院化モデル事業
2006年6月	「第164回通常国会」での医療制度改革成立 （衆参両院の厚生労働委員会で，法案の附帯決議等において，事故原因を究明する第三者機関の創設が求められた）
8月	「新医師確保総合対策」の策定
2007年2月	「産科医療補償制度運営組織準備委員会」発足（日本医療機能評価機構）
3月	報告書「集中治療室(ICU)における安全管理について」を公表 報告書「**医療安全管理者の業務指針および養成のための研修プログラム作成指針**」を公表 厚生労働省試案「診療行為に関連した死亡の死因究明等のあり方に関する課題と検討の方向性」を公表
4月	「診療行為に係る死亡に関する死因究明のあり方に関する検討会」設置 医療機関における安全管理体制の確保（**医療法施行規則改正 2007年4月1日**）

厚生労働省の医療安全対策

医療安全に関する厚生労働省の主な取り組みをまとめる．

①患者の安全を守るための医療関係者の共同行動（PSA）の実施

2001年を「患者安全推進年」と位置付け，患者の安全を守ることを旨に，厚生労働省および幅広い医療関係者との共同行動として総合的な医療安全対策を推進することを表明した．

②厚生労働省の組織体制の整備

医療安全推進のための企画，立案などを行う「医療安全推進室」を厚生労働省医政局総務課に設置，医薬局（現 医薬食品局）安全対策課に「安全使用推進室」を設置した．また，幅広い分野の専門家による「医療安全対策検討会議」を発足した．

③安全な医療を提供するための10の要点の策定

医療機関における医療安全に関する基本的な考え方を標語形式でまとめ，公表した．

---

① 根づかせよう安全文化　みんなの努力と活かすシステム
② 安全高める患者の参加　対話が深める互いの理解
③ 共有しよう　私の経験　活用しよう　あなたの教訓
④ 規則と手順　決めて　守って　見直して
⑤ 部門の壁を乗り越えて　意見かわせる　職場をつくろう
⑥ 先の危険を考えて　要点おさえて　しっかり確認
⑦ 自分自身の健康管理　医療人の第一歩
⑧ 事故予防　技術と工夫も取り入れて
⑨ 患者と薬を再確認　用法・用量　気をつけて
⑩ 整えよう療養環境　つくりあげよう作業環境

---

④医療関係者等への周知徹底

- 医療安全対策連絡会議の開催

    医療関係団体に対し，医療事故防止に関する要請，医療安全に関する連絡等を実施

- 医療安全対策特定機能病院長会議の開催

    特定機能病院の管理者を集め，医療事故防止に関する緊急要請を実施

- 医療の安全対策に係る報告書等を全国の病院，有床診療所等に配布
- ワークショップ等の開催

    特定機能病院等の幹部職員や安全管理の責任者等を対象に，医

療安全に関する研究発表会や討議会等を実施

⑤医薬品・医療用具等関連医療事故防止システムの確立
2000〜2001年にかけて，医薬品・医療用具等関連医療事故防止対策検討会を開催．輸液ライン誤接続防止のための基準整備・医療事故防止のための医薬品表示の改良などの対策を立てた．

⑥診療行為に関連した死亡の調査分析モデル事業の実施
医療機関から診療行為に関連した死亡事案の調査依頼を受け付け，臨床医・法医・病理医による解剖と臨床医による死因調査を5年間のモデル事業として試行．診療上の問題点と死亡との因果関係を明らかにし，再発防止策を検討するシステムとして制度化を目指している．

⑦周産期医療施設のオープン病院化モデル事業の実施
産科医師数・地域で出産できる医療機関数の減少など，産科医療の大きな変化をふまえ，ハイリスク分娩などの受け容れ可能な産科オープン病院を中心とした周産期医療のモデル事業として試行，これを基に安全で安心な周産期医療体制の整備を進めている．

医療安全対策検討会議

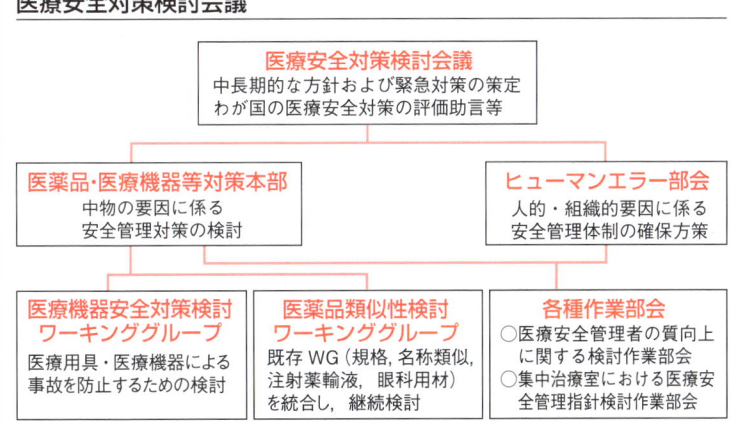

医療事故情報を収集・分析し情報提供する事業

　医療事故の発生予防・再発防止のためには，医療事故につながり得るさまざまな要因を客観的に把握し，その分析に基づいた対策を講じる必要がある．厚生労働省では，2001年10月より医療安全対策ネットワーク整備事業の一環として，医療事故情報収集等事業を開始．医療機関等から幅広く事故に関する情報を収集し，これらを総合的に分析したうえでその結果を広く情報提供することとした．なお，同事業は2004年4月より(財)日本医療機能評価機構が受託し，現在も定期的に報告書を発行している．

医療事故情報収集等事業要綱(一部抜粋)

■目的
　医療機関から報告された医療事故情報等を収集，分析し，その結果を医療機関をはじめ広く提供することにより，医療安全対策のいっそうの推進を図る

■事業の構成
　①医療事故情報収集・分析・提供事業
　②ヒヤリ・ハット事例収集・分析・提供事業
　③医療安全情報提供事業
　④その他，本事業の目的を達成するために必要な事業

■所管
　日本医療機能評価機構医療事故防止事業部

■情報の収集
　医療事故情報およびヒヤリ・ハット事例等を収集する

■情報の取扱い
　収集した情報は分析・検討し，報告書，年報および医療安全情報としてとりまとめて，医療機関，国民，関連団体，行政機関等に対し，広く公表する

■対象医療機関
　　医療事故情報については，次の医療機関等に対して報告を義務化している
● 国立高度専門医療センターおよび国立ハンセン病療養所
● 独立行政法人国立病院機構の開設する病院
● 学校教育法に基づく大学の附属施設である病院(分院を除く)
● 特定機能病院
　　その他，本事業に参加を希望し，所定の手続きを行った参加登録申請医療機関からの報告を受けている．ヒヤリ・ハット事例については参加登録医療機関のみを対象とする．

どんな情報が収集されているのか

実際に患者になんらかの危害を及ぼした事例(医療事故)の情報とともに，事故には至らなかったがヒヤリ・ハットした事例の情報も収集されている．

報告範囲の考え方

原因等 \ 患者重症度	死亡(恒久)	障害残存(恒久)	濃厚な処置・治療を要した事例(一過性)(注1)	軽微な処置・治療を要した事例または影響の認められなかった事例
① 明らかに誤った医療行為または管理(注2)に起因して，患者が死亡し，もしくは患者に障害が残った事例または濃厚な処置もしくは治療を要した事例．	事故(注4)として報告			医療安全対策ネットワーク整備事業(ヒヤリ・ハット事例収集事業)への報告 注3
② 明らかに誤った医療行為または管理は認められないが，医療行為または管理上の問題(注2)に起因して，患者が死亡し，もしくは患者に障害が残った事例または濃厚な処置もしくは治療をやめた事例．(医療行為または管理上の問題に起因すると疑われるものを含み，当該事例の発生を予期しなかったものに限る)	事故(注4)として報告			
③ ①と②のほか，医療に係る事故の発生の予防および再発の防止に資すると認める事例．※ヒヤリ・ハット事例に該当する事例も含まれる．	事故(注4)として報告			

(注1)濃厚な処置・治療を要する場合とは，バイタルサインの変化が大きいため，本来予定されていなかった処置や治療(消毒・湿布・鎮静剤投与等の軽微なものを除く)が新たに必要になった場合や，新たに入院の必要が生じたり，入院期間が延長した場合等をいう．
(注2)ここにいう「管理(管理上の問題)」では，療養環境の問題のほかに医療行為を行わなかったことに起因するもの等も含まれる．
(注3) 部分は軽微な処置・治療を要した事例を示しており，従来のヒヤリ・ハット事例収集事業では報告対象外であった項目．
(注4)事故とは，過誤および過誤を伴わない事故の両方が含まれる．

とくに周知すべき情報は「医療安全情報」として公開

4半期ごとの報告書は毎回200ページを越える膨大なものである．そこでこのなかから，とくに周知すべき情報を「医療安全情報」として毎月1回公開している．情報を絞り込み，イラストなどを用いて視認性にも配慮している．

これまでの「医療安全情報」

No.1 インスリン含量の誤認
No.2 抗リウマチ薬「メトトレキサート」の過剰投与に伴う骨髄抑制
No.3 グリセリン浣腸実施に伴う直腸穿孔
No.4 薬剤の取り違え
No.5 入浴介助時の熱傷
No.6 インスリン単位の誤解
No.7 小児の輸液の血管外漏出

1日め 概論

No.8　手術部位の左右取り違え
No.9　薬剤の総量と有効成分の量の間違い
No.10　MRI検査室への磁性体（金属製品など）の持ち込み

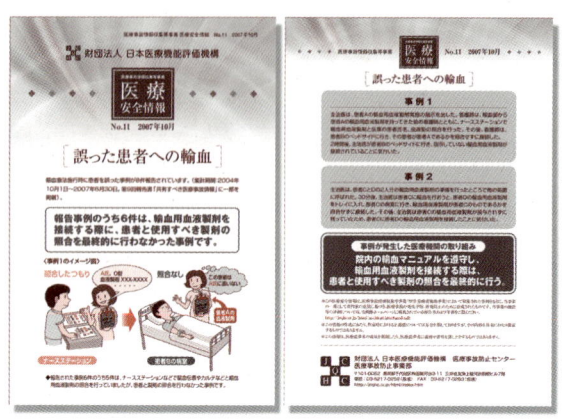

日本医療機能評価機構のホームページ（http://jcqhc.or.jp/html/index.htm）にある『医療事故情報収集等事業要綱』で，さらに詳しい目的や活動内容，これまでの報告書，医療安全情報などを閲覧できる．また医療事故防止センターの連絡先も明記されている．

日本医療機能評価機構（JCQHC）
Japan Council for Quality Health Care

1995年，国と医療関係団体等の出資により設立した財団法人．

1997年より病院機能評価事業を開始．病院の現状の問題点を明らかにするとともに，その改善を支援し，一定の基準を満たした病院に対しては認定証の発行を行う．

審査結果の広告が可能となったことや，認定が一部の診療報酬の取得要件とされたことから受審件数は年々増加し，2008年4月21日現在の認定病院は2466．認定有効期限は5年間で，すでに更新認定を受けた病院も600を超える．

2003年に認定病院による患者安全推進事業，2004年には厚生労働省の委託で医療事故情報収集等事業を開始するなど，医療の質・安全の向上を支援する中立的な第三者機関として活動の幅を広げている．

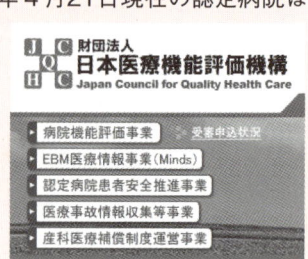

1-3 医療安全は医療者の社会的責任

　医療安全を考えるとき，事故が起こる前の先手管理と，事故が起きてしまったあとの後手管理がともに重要になる．医療者の社会的責任とは何かをふまえ，次章からの先手・後手の医療安全管理の概観をとらえよう．

病院の社会的責任（HSR）としての医療安全

　食品の賞味期限偽装など企業の社会的責任が問われる昨今だが，①コンプライアンス（法令の順守），②コーポレートガバナンス（企業の統治），③ディスクロージャー（情報の公開）といった企業の社会的責任（CSR；Corporate Social Responsibility）の遂行は，いまや企業の存続にかかわる重要な戦略のひとつである．そして，これらはそのまま医療施設にも当てはまる．最近ではHSR（Hospital Social Responsibility）という言葉も出始めているが，そのもっとも基本となるのが医療の安全確保といえる．

　医療安全は医療のすべてにつながっている．医療の質や患者満足度の向上を考える場合も，まずは安全確保がなければ成り立たない．安全な医療サービスの提供こそが安定した経営基盤をもたらし，持続発展につながる．さらには職員満足度の向上にもつながる．医療者の理念や行動を考える場合，患者だけではなく医療者の安全も含めた，双方の幸せに貢献するという視点がポイントになる．

　では，どうすればこのHSRの基本ともなる，日々の医療安全活動が十分に実施できるのであろうか．それには，①先手（せんて）管理と②後手（ごて）管理が必要であり，あらゆる活動において両者とも継続的に取り組んでいかねばならない．

先手必勝が第一だが後手対策も重要

　先手必勝という言葉があるが，医療安全もこの言葉が当てはまる．日常のインシデントや医療事故は，起こると想定したうえでその予防・防止策を考える．たとえば，ヒヤリ・ハット事例を集めて分析し，次に起こり得る事故に対し，先手を打って対策を考える．また，KYT（危険予知トレーニング）を行って，事故発生に対する個々人のリスク感性を高める．これが先手管理である．

　しかし，それでも医療事故は起こる．そのため後手管理も必要に

なる．起こってしまった場合に，できるだけその被害を少なく抑え，それをまた事故防止対策につなげるための活動である．患者や家族への十分な対応，事故の十分な分析と対策，事故発生とその対策に対する十分な情報開示，職員の動揺を抑えるための説明と対策，紛争になった場合の対応策等がある．

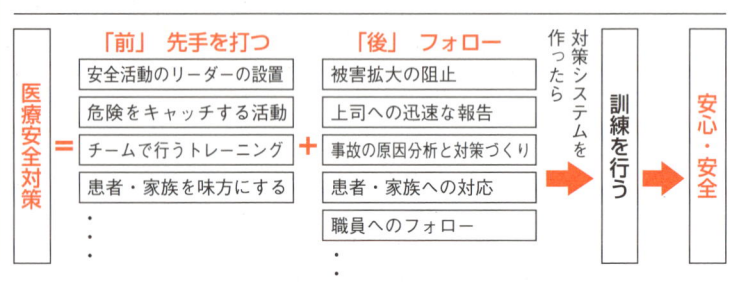

先手管理

先手管理としては，医療安全を管理する組織やシステムの確立，医療安全に関する教育などがあげられる．

①安全活動のリーダーの設置

医療安全管理者が多くの病院で設置されていると思うが，問題はその活動である．ヒヤリ・ハットや医療事故事例の集計分析だけで疲労困憊している例は解消されつつあるのだろうか．リーダー役として実効を上げるために，横断的な活動がしやすいような組織的位置づけが重要である．

②危険をキャッチする活動

危険のシグナルを得ることが事故防止に有効である．ヒヤリ・ハット事例の情報はこの危険シグナルの一つである．その他，職員による5S活動※や，患者の気づきから危険を察知することもできる．

③チームで行うトレーニング

重大事故はいくつかの"思いがけない"出来事が重なって発生することが多い．重要なことは，いくつかの関門をすり抜けるミスの連鎖をどこかで断ち切ることである．そのためにKYTやピアレビューなどが有効となる．

④患者・家族を味方にする

患者・家族の"おかしい"と感じることが事故発生の予兆となることもある．医療者と一緒に事故防止に協力してもらえるよう，患者・家族との関係を築くことは，有効な事故防止資源となる．

※5S活動＝整理・整頓・清掃・清潔・しつけ(習慣)を含む改善活動

後手管理

後手管理は事故が発生した場合にどう対処するかである。先手管理の一部として、あらかじめマニュアル化などして事故への対応を明確にしておくべきである。具体的には被害拡大の阻止、患者・家族へのお詫びと説明、その後同じ事故を起こさないための対策づくり、全職員の事故情報の共有化、事故の公表などがある。

①被害拡大の阻止

事故が発生してしまった場合に、まず、しなければならないことは、被害が拡大しないように対処することである。医療者として、その専門性に基づいた対応が必要となる。

②上司への迅速な報告

事故の被害拡大防止活動の後で必要なことが、上司への迅速な報告と必要な指示受けである。たとえ目に見える被害が生じないような場合でも、報告と指示受けを欠いてはならない。

③事故の原因分析と対策づくり

SHEL法などいろいろな事故分析の手法がある。施設の状況に応じて、使いやすい方法を使えばよいが、重要なことは必ず事故防止対策を策定し、それを実行し、その評価を行うことである。

④患者・家族への対応

生命や健康の維持が目的で医療施設に来られた患者・家族の方々に、その目的の逆の結果となる医療事故事例を説明することは辛いが、専門家として社会的責任を果たすうえでも明確に説明し、深くお詫びを行うことが、その後の対処の第一段階である。

⑤職員へのフォロー

事故を起こした職員が、職場にいたたまれなくなって辞めていくという構図は、組織の限界を表している。人はミスをおかすのが前提であるから、その当事者をも含めた組織全体で対応していかねばならない。それが組織に対する職員全体の信頼を高め、ひいては患者・家族、社会の信頼を得ることにつながる。

以上、先手・後手の医療安全管理について、具体例をあげながら概略を示してきた。本書では、先手・後手の観点から「組織のマネジメント」「エラー・マネジメント」「コンフリクト・マネジメント」という3つの枠組みで、医療安全の基本となる考え方と行動を学んでいくことにする。

1日め 概論 まとめ

- [ ] 米国IOMの報告書『To Err is Human』によると，全米で年間4.4万～9.8万人が有害事象で死亡していると推計されている
- [ ] 1999年に日本の大学病院で起きた患者取り違え事故は，わが国で医療安全対策が進む契機となった
- [ ] 大学病院の事故を契機に医療事故報道が急増し，毎日のように新聞・ニュースで取り上げられている．これは医療事故に対する社会的関心の高まりを表すもので，単純に「医療事故が増えている」とはいえない
- [ ] 看護師が関与した医療事故報道では，「処置」「与薬（注射・点滴）」「チューブ・カテーテル類」「機器一般」「人工呼吸器」の件数が多かった
- [ ] 厚生労働省医政局総務課に医療安全推進室が設置され，同室が中心となって，医療安全推進のためのさまざまな企画，立案が行われるようになった
- [ ] 毎年11月25日を含む1週間を「医療安全推進週間」として，医療安全を推進・啓発するためのさまざまなイベントが開催されている
- [ ] 厚生労働省設置の医療安全対策検討会議のまとめた「医療安全推進総合対策」では，国家的な医療安全対策の基本方針と課題が示されている
- [ ] 医療法施行規則の一部改正により，特定機能病院や国立病院機構等の対象医療機関は，自院における事故事例の報告が義務付けられるようになった
- [ ] 医療事故情報収集等事業は2004年より日本医療機能評価機構が受託し，ヒヤリ・ハットのほか，重大事故の情報収集・分析・提供を通じて，医療機関間での事故情報の共有，国民への情報提供をはかっている
- [ ] 企業の社会的責任（CSR）と同様に，病院の社会的責任（HSR）が問われるようになった．医療の安全確保はその基本である
- [ ] 日々の医療安全活動には，先手管理と後手管理が必要であり，あらゆる活動において両方継続的に取り組んでいかなければならない

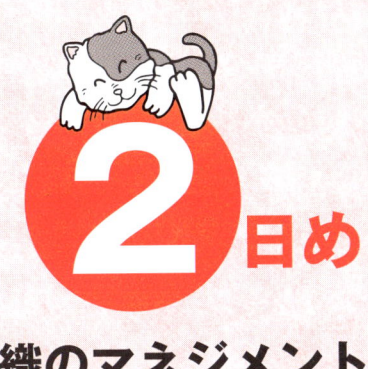

2日め

組織のマネジメント

- 組織の安全管理の仕組み
- 医療安全管理者の役割と活動
- 重大事故への対応

2-1 組織の安全管理の仕組み

大学病院の事故を契機に，個人ではなく組織の問題として事故対策が考えられるようになった．医療法改正の内容をベースに，医療機関における安全管理のための仕組みづくりをみていく．

個人から組織の安全管理へ

日本で医療安全への関心が医療関係者，そして国民の間に高まったのは，1999年の横浜市立大学附属病院で手術予定の患者を取り違えるという医療事故からである．

それ以前は医療安全への関心は薄く，事故は確認を怠る一部の不注意な人が起こすものだと考えられていた．そのため，事故を起こした人に責任があり，その人を罰するか，あるいは辞めてもらうことで対処していた．

ところが，事故の当事者を罰しても事故はいっこうに減らず，しだいに「人間は誰しも間違える（ヒューマンエラー）」という考え方が一般的となった．

もちろん，医療安全の基本は個人が安全に対する意識を高めること，日常業務のなかできちんと確認する習慣をつけることであるが，同時に病院がひとつの組織として，ヒヤリ・ハットや医療事故事例の報告体制や事故後の適切な対応など，組織として事故対策を考えることが大切だということがわかってきた．

安全意識を高めるためのトップダウンとボトムアップ

「安全で安心できる医療の提供こそ，病院の最重要課題」という意識は，病院の管理者（病院長など）が，トップダウンで病院のすべての職員に周知徹底することが重要である．

安全活動はどちらかというと地味な活動であり，患者数を確保して収益を上げるといったような目標も立てにくいため，職員の意識を高め維持することは容易ではない．たとえるなら水や空気と同じように，病院にとってはきわめて重要なことであるが，事故がなければその重要性には気づきがたい．そのため管理者は，医療安全管理者など医療安全活動を推進するスタッフを，常日頃から物心両面でサポートしていく必要がある．

一方，職員自らによるボトムアップも求められる．安全に関する知識や技術の向上に努め，ヒヤリ・ハット事例の報告を積極的に行うなど，医療安全管理者に協力しながらすすんで医療安全活動に参加する姿勢も求められる．

医療安全の仕組みづくり

病院内におけるの医療安全管理の仕組みは，ここ10年近くの間にほとんどの病院でできあがっている．ただ形はできても運用するのは人であり，継続してきちんと機能できるような仕組みをつくっておくことが大切である．

医療安全管理に関する組織図は，病院の規模や診療内容（急性期，慢性期）などで，自ずから変わってくる．以下に要点をあげる．

① 病院で医療安全に関して最高の権限をもつ「医療安全管理委員会」が毎月開催され，きちんと機能していること．
② ヒヤリ・ハットや医療事故事例の収集と分析がスムーズに行える体制にあること．
③ 組織の要(かなめ)は医療安全管理者であり，専従で働けることが好ましい．
④ 管理体制のトップは院長であるが，実務的な日常の体制では，副院長が報告を受け指示できる体制にある．
⑤ たとえ医療安全管理者に異動等があっても活動のレベルが落ちないこと．

医療安全管理体制の例（独立した医療安全管理部門がある場合）

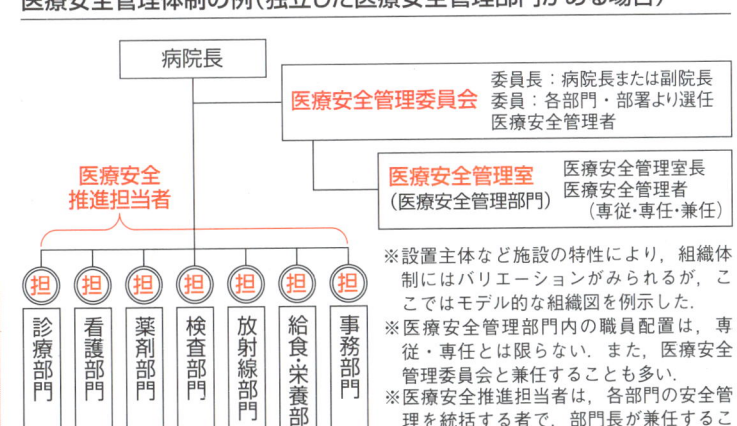

第五次医療法改正による医療安全対策の強化

医療機関の憲法ともいうべき「医療法」は，1948年に制定され，その後大きく5回改正された．

これまでの医療法改正の概要

- **第一次改正　医療提供体制の見直し（1985年）**
  病院病床数の増加により医療費が増大するのを抑制するために，全国を二次医療圏に分けてそれぞれの病床数の上限を規制した．
- **第二次改正　医療機関の機能分化（1992年）**
  医療機関の機能分化を進めるため，特定機能病院（高度先進治療を担う，大学病院など）と療養型病床群（主として長期にわたり療養を必要とする患者を収容する病床）を制度化した．
- **第三次改正　地域医療支援病院と介護保険導入の基盤整理（1998年）**
  総合病院制度を廃止して地域医療支援病院（診療所や中小病院からの紹介患者を一定比率以上受け入れ，これらの医療機関と連携・支援する病院）を新設した．
- **第四次改正　病床区分の届出（2000年）**
  急性期と慢性期の病床区分を行い，これに合わせた新しい人員配置基準，構造設備基準を設けた．結核・精神・感染症・療養病床以外のすべての病床について，「一般」「療養」のいずれかを選択し，2003年8月末までに届け出が義務づけられた．
- **第五次改正　医療法全般にわたる改革（2007年）**
  ①患者の選択に資する医療機関情報の提供の推進
  ②広告規制の緩和
  ③医療安全対策の強化
  ④患者相談窓口設置の努力義務
  ⑤医療計画の見直し
  ⑥医療機能の分化・連携
  ⑦行政処分を受けた医師等への再教育
  ⑧医療法人制度の改定
  などが行われた．

第五次改正では，院内感染防止対策の強化や医薬品，医療機器の安全管理体制の整備を求めるなど，医療安全の確保に法律上の規定がなされた．

医療安全管理体制の確保

有床，無床にかかわらず，すべての医療において医療安全管理体制の整備が義務づけられた．具体的には，医療安全管理指針の策定や医療安全管理委員会の設置，年2回程度の研修の実施などである．
（ただし，委員会については病院・有床診療所・入所施設を有する助産所に限る）．

院内感染防止対策の強化

院内感染についても，対策を講じることが義務づけられた．
安全管理組織と同様に，指針の作成や委員会の開催，年2回程度の研修の実施，院内の感染症の発生状況の報告制度などである．

医薬品の安全管理体制の整備

「医薬品安全管理責任者」の配置が義務づけられた．

また，具体的な実施項目として，医薬品の安全使用のための研修の実施や業務に関する手順書の策定，手順書に基づく業務の実施などがあげられている．また，医薬品の安全使用のために必要となる情報の収集や安全使用を目的とした改善策が必要とされている．

医療機器の保守点検・安全使用に関する体制の整備

医薬品と同様，「医療機器安全管理責任者」の配置が義務づけられた．また，具体的な実施項目として，医療機器の安全使用のための研修(医療機器導入時など)や保守点検計画の策定，および保守点検の適切な実施や情報収集が必要とされている．

医療安全支援センターの設置

医療安全支援センターは，医療に関する患者・住民の苦情・心配や相談に対応するとともに，医療機関，患者・住民に対して，医療安全に関する助言および情報提供等を行うもの．医療法の規定に基づき，各都道府県，保健所設置地区，二次医療圏ごとに設置が進められるようになった．

医療の安全を確保するための施策

	取組項目	病院において行わなければならないこと	
医療にかかる安全管理	医薬品	手順書に基づく業務の実施	責任者の配置・研修の実施・情報収集等
	医療機器	保守点検計画の策定と実施	
	院内感染対策	指針の作成・委員会の開催・研修の実施・報告制度等	
	情報提供 放射線 医療ガス 防災 …	質の向上 →	

診療報酬上の評価

2004年10月に「医療安全管理体制未整備減算」が導入されたことにより，一定の条件を満たさない施設は入院基本料から減算とされていた．これが，2006年4月の診療報酬改定で，「医療安全対策加算」が新設されたことにより，要件を満たせば"加算"されるというように変わった．

具体的には，専従の医療安全管理者を置くなどの要件を満たした場合，入院初日に限り50点加算される．この点数が十分かどうかは議論が分かれるが，医療安全管理者はその病院の医療安全の要である．その病院が安全で安心できる病院であるかどうかは，医療安全管理者の資質とやる気にかかっているといってよい．

医療安全対策加算の要件変更

- 組織的な医療安全対策を実施している医療機関であり，専従の医療安全管理者が医療安全管理委員会と連携しつつ，医療安全の確保のために業務改善などを継続的に実施していること．
- 医療安全管理者は「適切な研修」を受けた医師，看護師，薬剤師等の医療有資格者であって，事務職員は含まれない．
- 適切な研修とは，国および医療関係団体等が主催する研修で，通算して40時間以上または5日程度の研修が必要とされる．
- 内容としては，講義や具体例に基づく演習等により医療安全に関する制度や組織的な取り組み，事例分析・評価・対策，医療事故発生時の対応，コミュニケーション能力の向上，職員の教育研修，意識の向上等について研修すること．

なお，加算上の「専従」とは上記の要件を満たし，専ら医療安全に関する業務に従事する者を指す．

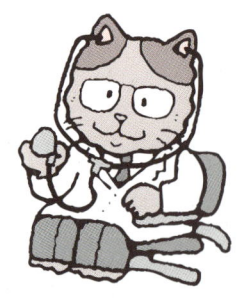

2-2 医療安全管理者の役割と活動

　病院組織における医療安全管理体制の整備が進み，新しく配置されるようになったのが医療安全管理者である．ここでは医療安全管理者がどのような役割をもち，実際にどのような安全活動をしているかを事例を交えて紹介する．

医療安全管理者の役割

　医療安全管理者は，管理者から委譲された権限に基づいて，各部署の医療安全推進担当者等と連携・協同のうえ，組織横断的に医療安全管理活動を行う．

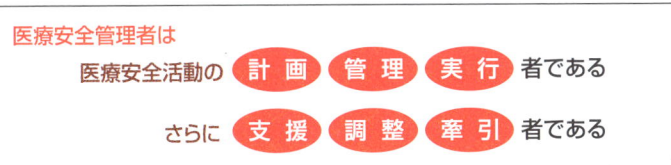

　具体的な役割として，次の5つがあげられる．

①安全管理体制の構築

　職種横断的な組織としての安全管理委員会等の運営に参画する．委員会等の活動について定期的に評価し，円滑な運営に向けて調整，支援する．また，管理者等と協力し，安全管理の基本的事項等について明示した指針を策定する．

②医療安全に関する職員への教育・研修の実施

　職種横断的な医療安全活動の推進や，部門を超えた連携に考慮し，職員教育・研修の企画，実施，実施後の評価と改善を行う．具体的事例を用いてグループで検討するなど，他職種を交えた参加型の研修になるような工夫が求められる．

③情報収集，分析対策立案，フィードバック，評価

　医療事故の防止に必要な情報を収集するとともに，それらを院内の各部署，各職員に提供する．事故事例は事実確認のうえ，必要に応じて詳細な分析を行い，対策を立案する．

④医療事故への対応

　医療事故の発生に備えた対応を検討する．事故が発生した場合，関係者を支援し，患者・家族，その他の患者への影響拡大の防止に努める．さらに，再発防止に向けて，事故調査やその報告書の取り

まとめ等に協力し，院内各部署への周知をはかる．

⑤**安全文化の醸成**

組織における安全文化醸成のためには，全職員が当事者意識をもって，医療安全活動に取り組むよう，職場の意識を高める．また，ヒヤリ・ハットや医療事故事例の情報が遅滞なく報告され，原因分析が行われ，対策が現場で実施されるよう，全職員に働きかける．

医療安全管理者の実際の活動

さらにより具体的な業務内容は次のとおりである．

- ヒヤリ・ハットや医療事故事例報告書（以下，院内報告制度においてはインシデントレポート）の集計・分析
- 医療安全に関する現場の実態調査と防止活動への取り組み研究，検討および企画立案
- 医療安全に関する情報提供および情報発信
- 医療安全に関する研修会の企画運営
- 医療安全管理マニュアルの作成・更新
- 医療安全管理委員会の開催
- 医療安全推進者への協力と支援
- 医療安全に関する下部委員会（リスクマネジメント部会，看護部リスクマネジメント委員会など）への協力と支援
- クレーム内容のフィードバック，接遇改善の支援　　　など

医療安全管理者に必要な機能

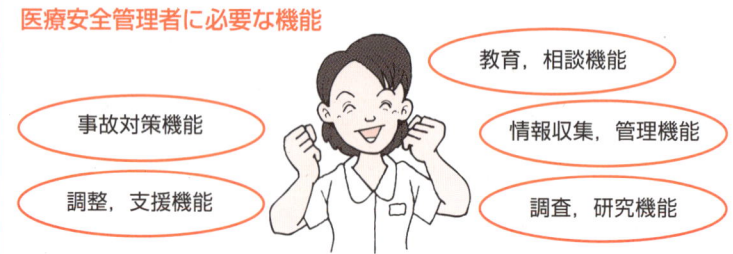

医療安全推進担当者は各部署の安全活動リーダー

各部署や職場において，中心となって医療安全活動を推進する．医療安全管理委員会のメンバーでもあり，委員会での決定事項を周知・徹底する役割でもある．職員にインシデントレポートの提出を促進したり，記入についての指導なども行う．

- 担当職場における医療事故等の発生原因の調査，再発防止策や医療体制の改善方法についての検討および提言
- 担当職場のインシデントレポート事例の分析および必要事項の記入，提出
- 医療安全管理委員会で決定した事故防止・予防策に関する具体的事項の所属職員への周知・徹底，医療安全に関する委員会や部会との連絡調整
- 所属職員に対するインシデントレポート事例の積極的な提出の奨励
- その他，医療事故の防止に関して必要な事項の実施，推進

南九州病院のリスクマネジメント部会

　南九州病院では，リスクマネジメント部会を設け，院内の医療安全推進担当者が，医療安全について多方面から検討討議される．

　また，看護部は組織が大きく報告される事例も多いため，別に看護部リスクマネジメント委員会を設けている病院もある．看護部内でタイムリーな情報共有をするとともに，報告事例の検討を行い問題点の明確化を図る．必要な場合は看護部以外の部署長も参加して現場レベルの問題点を検討する．そのなかでさらに病院全体として検討が必要な事案については，リスクマネジメント部会にあげる．その際，医療安全管理者が部会と委員会の調整役となって支援する．

南九州病院のヒヤリ・ハット報告における情報共有と活用

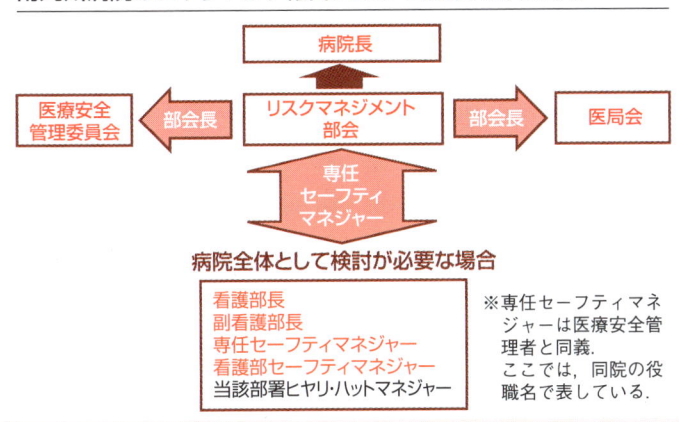

※専任セーフティマネジャーは医療安全管理者と同義．ここでは，同院の役職名で表している．

年2回の院内医療安全研修会の企画・開催

医療法に規定されている医療安全管理体制の一環として，最低年2回の院内研修会を開催することが義務付けられている．こうした安全に関する教育・研修の企画立案から開催までの仕切りは，医療安全管理者の重要な仕事のひとつである．

院内研修会の企画

年2回の院内研修のような集合教育をはじめ，部門別や職種別などさまざまな場面で医療安全に関する教育・研修が行われる．いろいろな方法があるが，研修会の企画・開催にあたっては，次のプロセスに沿った進め方が参考になる．

研修会の企画プロセス（例）

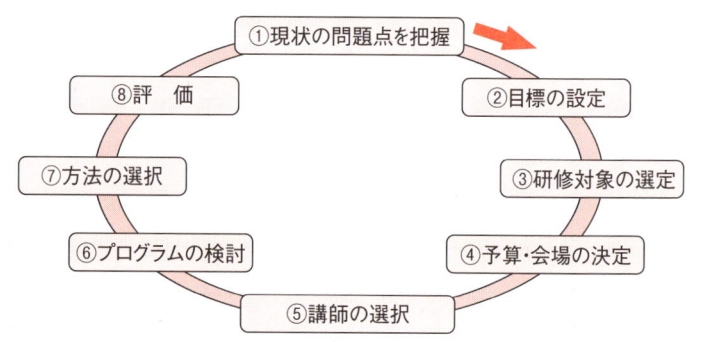

①現状の安全管理上の問題点を把握する
②研修の目的を明確にし，目標を掲げる
③研修の対象者を明確にする
④大体の参加人数を把握し，予算と会場を会場を決める
⑤講師の依頼，および教育担当者の役割分担を明確にしておく
⑥研修内容を事前に整理し，プログラムおよびタイムスケジュールを立てておく
⑦講義またはグループワークなど，目的に合わせて研修方法を選択する
⑧実施直後に，内容の理解度や感想等についてアンケートをとる

研修の開催前にはメールやポスターなどを通じてPRしたり，テーマに関する事前アンケートを実施するなど，参加の動機づけを行うことも大事である．

テーマや研修方法の工夫

　　　受け身の講義形式よりも，発表会や分析演習など現場の実情が伝わり，皆で改善策を議論できるような方法が効果的である．ある病院で企画された安全関連の研修テーマ(例)を以下に紹介する．

● **採用時**
　・ヒヤリ・ハットをなぜ書くのか
　・ヒヤリ・ハットを事故防止にどう役立てるか
　・ヒヤリ・ハットと職員の意識
● **看護師対象**
　・ME機器の保守点検・安全使用
　・与薬に関するエラー発生と看護業務
　・転倒・転落による事故防止
● **全職員対象**
　・医の倫理
　・医療事故発生時の対応
　・医療事故防止とコミュニケーション
　・ヒヤリ・ハットの分析結果報告会
　・医療安全実践報告会
　・緊急蘇生システムのシミュレーション

　　　　　　　　緊急蘇生(SOS)システム研修会
　　　　　　　　第○○回シミュレーション実施要項
　　　　　　　　　　　　　　　　　　　　　　○○年○月○日

目　　　的：医療事故(人工呼吸器の停止)発生時に必要な連絡，応援体制，
　　　　　　対応等を実施し，システムの効果的な運用について検討する．
目　　　標：1. 医療事故発生の報告(第一報)が適切に行われる
　　　　　　2. 対応に必要なスタッフの要請が的確にできる
　　　　　　3. 緊急の蘇生対応が的確にできる
　　　　　　4. 応援者の指揮命令ができる
　　　　　　5. 記録が的確にできる
　　　　　　6. 現場保存ができる
　　　　　　7. 家族への説明ができる．
実施方法：1. シミュレーション実施日：○○年○月○日
　　　　　　2. SOS要請時間：○○年○月○日，○時○分
　　　　　　3. 要請場所：病棟観察室
　　　　　　4. 要請時の患者の状況
　　　　　　　　A病棟入院患者(22歳男性／病名：筋ジストロフィー)が
　　　　　　　　ベッド上で心肺停止状況で発見される．
　　　　　　　　使用している人工呼吸器は作動停止していた．

インシデントレポートの収集・分析

インシデントレポートに期待すること

　まずどんなことが起きたのか，事実が明確に記されていることが最も重要である．必要以上に反省文を書くことなく，5W1H（Who〔誰が〕，What〔何を〕，When〔いつ〕，Where〔どこで〕，Why〔どうして〕の頭文字5Wに，How〔どのように〕の頭文字1Hを追加したもの）を意識しながら，事実経過を丁寧に書くよう，指導することがポイントである．

　レポートのフォーマットは施設によりさまざまである（次頁の例は「ヒヤリ・ハット体験報告」という）が，基本的には日本医療機能評価機構への報告用に則ったものが多い．院内独自のものを作成する場合は，報告項目を選択式のチェック項目にするなど，できるだけ記述の負担が少ないものがよい．最近ではレポートを電子化して，ネットを介して報告できる施設も増えている．

　目的は事故の犯人探しではなく，危険を特定し再発防止につなげることである．最初は「何かあったら報告する」ことを習慣化するために，できるだけ出しやすい雰囲気をつくり数を増やすことも大事である．提出してくれる職員に対して，医療安全管理者は感謝の気持ちを表すとよいだろう．

> インシデントレポートを書いてどんなことに気づきますか？

インシデントレポートの活用方法

　提出されたレポートは，医療安全管理部門で集計・分析し，自施設での事故の件数や傾向を把握する資料として活用できる．また，それを全職員にフィードバックしていくことも重要である．自分の病院で何が起きているか知ってもらうため，またレポートを提出する意義を理解してもらうためにも必要と考えられる．データ分析の結果は，グラフなどを用いて視覚的に表すとわかりやすい．

　重要な事例については，医療安全管理部門および当該部署を交えて十分に分析し，再発防止策を検討していくことが必要である．そうすることで，病院全体の情報伝達のシステムや教育・広報活動の改善にもつながる．

医療安全管理者の役割と活動

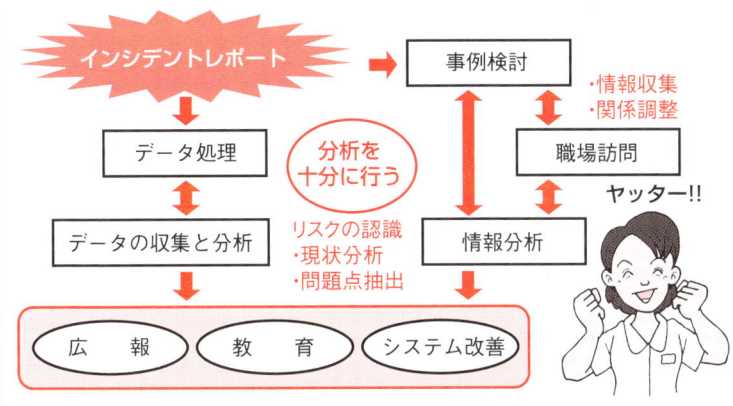

```
インシデントレポート → 事例検討
                              ・情報収集
                              ・関係調整
データ処理      分析を        職場訪問
              十分に行う
                              ヤッター!!
データの収集と分析  ・リスクの認識  情報分析
                  ・現状分析
                  ・問題点抽出

  広報    教育    システム改善
```

ヒヤリ・ハット体験報告（貴重な体験を役立てよう!!）

病棟名（　　）　　場所（病室・廊下・トイレ・洗面所・その他）
体験者の経験年数　①2年未満 ②2〜5年 ③6〜15年 ④16年以上 ⑤当病棟配置年数（　）年
体験の日時　平成　　年　　月　　日（　）曜日　午前・午後（　）時（　）分頃
体験した状況の多忙度　①非常に多忙 ②多忙 ③普通 ④やや余裕がある ⑤余裕がある
出来事（事故,ヒヤリ・ハット体験等）の領域分類

療養上の世話	1	転倒・転落	分類番号（　　　）
	2	誤嚥・誤飲	
	3	食事指導に関すること（誤嚥・誤飲を除く）	
	4	熱傷・凍傷	患者の年齢・性別・心理状態
	5	抑制に関すること	
	6	入浴に関すること（転倒・熱傷・溺水・急変）	
	7	排泄に関すること	
	8	自殺・自傷	
	9	無断離院,外泊・外出に関すること	
	10	院内での暴力,盗難など	「ヒヤリ・ハット」の内容
医師の指示に基づく業務	11	与薬	どのような状況,どのような意識の時でしたか？
	12	注射	
	13	点滴	
	14	輸血	
	15	麻薬に関すること	
	16	機器類操作,モニターに関すること	
	17	チューブ類のはずれ,閉塞に関すること	
	18	検査に関すること（内視鏡）	
	19	検査に関すること（内視鏡を除く）	この体験で得た教訓やアドバイスはありますか？
	20	手術に関すること	
	21	医療ガス（酸素・笑気など）に関すること	
	22	患者観察,病態の評価に関すること	
その他	23	情報の記録,医師への連絡に関すること	
	24	患者・家族への説明,接遇に関すること	
	25	設備・備品・環境に関すること	
	26	その他	

※この欄は,報告者は記載しなくて結構です.

1	リスクの評価	重大性　緊急性　頻度
2	リスクの予測	可能　不可能
3	システム改善の必要性	既に改善済み　改善の必要性あり　改善の必要性なし（情報の還元のみ）
4	教育研修への活用	あり　なし
5	分類	病院部会　事例検討　病棟カンファレンス

医療安全ラウンドで現場のリスクを把握する

医療安全ラウンドとは

医療安全管理者は，定期的な院内巡回活動を実施している．医療安全の観点から，すなわち現場のリスクを自身の目でも察知・把握し教育・指導しながら回るため，「医療安全ラウンド」「医療安全パトロール」などと呼ばれる（ここでは「医療安全ラウンド」を用いる）．

実際には，病棟の環境や物品の状況，つまり事故が起きないようにそれらが適切な状態にあるか，などをチェックしていく．たとえば，内服薬や注射剤，あるいは緊急時に使用する救急カート内の薬の使用・保管状況，人工呼吸器やシリンジポンプの保管場所や点検リストの活用状況，診療録の記載状況などにも目をとおしてみる．また，きちんと指差し呼称が実施されているかなど，マニュアルの遵守状況も時折チェックし，職員に働きかけていくことも大事である．

日常的に現場に足を運ぶことで，各部署の職員とコミュニケーションができるため，リスクに関する情報も集まりやすくなるというメリットも期待できる．

チェックリストの例

救急カート点検チェックリスト （救急カート点検項目）　　〇〇年〇月〇日

点検項目	点検場所			
	1病棟	2病棟	3病棟	4病棟
1．物品は定数どおりに入っているか				
2．定められた物品以外の物は入っていないか				
3．期限切れの物品はないか				
4．電池切れになっていないか				
5．整理整頓されているか（表示，並べ方）				
6．物品の破損や使えない物はないか				
7．カートの上に物を乗せていないか				
8．カートの不備はないか（破損，故障）				
9．点検が実施されているか				
10．その他，薬品保冷庫				

救急カートのチェックポイント

　救急カートのなかから，緊急時に必要な物品をすぐに取り出せるようになっているだろうか．

　たとえば患者が急変された場合，そこに対応できるかぎりの職員が駆けつけることになるが，場合によっては複数の診療科，多職種がかかわって救命にあたる．いつどこで起こるかわからない，一刻一秒をあらそう場面で迅速に間違いなく対応するためには，それらの職員間での共通認識が必要である．とくに複数の救急カートがある施設では，それぞれのカートごとに中身がばらばらだと，混乱や取り違え事故などのもとになる．カート内の品目，さらには引き出しのなかの配置まで標準化しておくことが望ましい．

　定期的な点検のために，点検チェックリストを作成し，カートに備え付けて活用するとよいだろう．医療安全管理者は，そのチェックリストが適切に活用されているかも含め，ラウンド時にカートの使用状況を見ていくようになる．

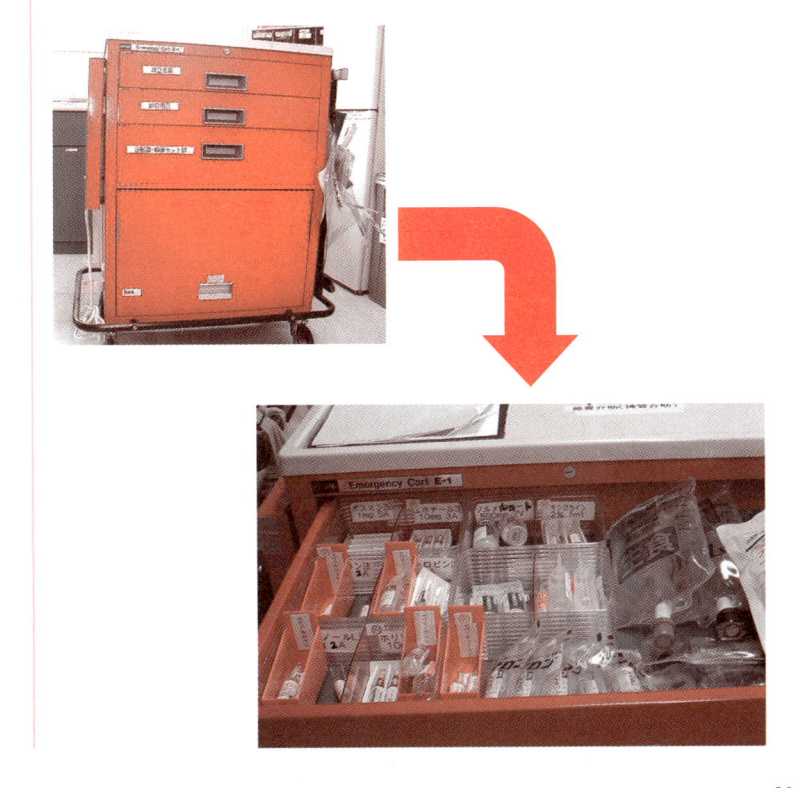

❷日め 組織のマネジメント

ある医療安全管理者の一日

8時	看護部長室で看護部の朝の引き継ぎに参加 メールチェック：外部情報の把握 インシデントレポートに目をとおす 副院長へ報告，相談
8時30分	今日の予定を確認 研修案内を院内メールで送る 院内配布ポスター印刷：事務作業 他の部門への折衝・問い合わせ対応
9時	外来インフォメーションに立つ（外来者の状況，入院病棟の受け入れ状況接遇等の状況把握）
10時	本日の事例検討会の最終打ち合わせ 「配布資料」の最終チェック
11時	事例検討会※：（前週に提出されたレポートの中から重要事例を検討） ※看護部長，副看護部長，全看護師長，当月担当の医療安全推進担当者で構成
12時	食事
13時15分	ヒヤリ・ハット事例の発生病棟訪問 （内容や発生状況を確認しながら，具体的な指導を行う） 他の部門も訪問し，発生事例を伝達・共有 病棟カンファレンスに参加
14時30分	インシデントレポートの集計整理
15時30分	研修の資料づくり，印刷準備
16時	副師長（当月担当の医療安全推進担当者）と本日の取り組みのまとめ
16時45分	「配布資料」の打ち合わせ
17時	医療安全管理室日誌作成・看護部長室報告 メールチェック
時間外	医療安全関連ネットワークのメールチェック，資料整理，事務作業など

2-3 重大事故への対応

もしも重大事故が起こったとき，病院はどのように対応すべきだろうか．院内における事故後の対応の流れや関係者の動き，外部機関への必要な手続き，マスコミ対応などを紹介する．

もしも重大事故が起こったら

病院の規模や設置主体が違っても，ほぼ共通の対応をすればよい部分と，病院によって対応の異なる部分があると考えられる．また，事故の重症度（影響度レベル）も，身体に一時的なものから永続的な障害や後遺症を残すもの，もっと重大で死に至るものまで千差万別であり，臨機応変の対応が求められる．

事故後は冷静に対応できないのが普通で，かねてからの訓練と「緊急蘇生（SOS）システム」や「緊急時対応マニュアル」など，あらかじめ準備しておくことが大切である．

事故は，細心の注意をはかっていても防ぎ得ないこともある．平素より接遇に心がけ，関係者との良好な信頼関係を構築していることが重要となる．また，診療録を遅滞なく正確に記載する習慣をつけておくことはいうまでもない．

コードブルー（第一報）が発動されたら

①関係者は救命用具などを持参して，患者のもとに迅速に駆けつけて救命に全力を尽くす．具体的には心臓マッサージや人工呼吸などの心肺蘇生処置を行うとともに，支援を求める．
②コードブルー要請の要否を判断する．
③それぞれの病院であらかじめつくってあるマニュアルに従って行動する．たとえば国立病院機構南九州病院では，時間内と時間外に分けてあり，参加できる全医師は現場に直行する．
④当該病棟師長は看護師等に指示（主治医や家族への連絡）と記録，重要物品の保存も行う．
⑤現場に最も近い病棟は，緊急カートや酸素ボンベ，吸引器など持参する．中央材料室は除細動器や気管支鏡を持参する．

当事者，関係者，管理者，職員の動き

①当事者は起こった事実を早急に幹部に報告する．
②患者・家族には，院長（または副院長）と当該診療科の責任医師（部長や医長），事務職で速やかに事実の説明を行う．必ず複数で対応する．
③事故が重大で過誤が明白だったら，起こった事実に対して素直に謝罪する．幹部職員は事故の状況を迅速に把握する．当事者だけで説明させず，組織として対応する．
④死亡事故では遺族に病理解剖を勧める（辞退されたら，その経緯を診療録に記載）．
⑤可及的すみやかに院内の医療安全管理員会を開催する．そして，医療事故の概略，障害の程度，後遺症の有無と程度，予後，診療の妥当性，過誤の有無（因果関係や注意義務など），患者側からの苦情内容，患者への回答内容，今後の予定などを協議する．
⑥相手方が納得されないときには，各ブロックごとに院外の専門医師，看護師などを加えた拡大医療安全管理委員会があることを説明する．

外部機関への報告・届出

①患者・家族に文書で回答する場合には，院内の医療安全管理委員会で内容（診療の妥当性や過誤の有無）を十分に吟味してから交付する．
②医療過誤によって死亡事故が発生したことが明白な場合，「異状死」としての警察への届け出（医師法21条）の義務があり，死後24時間以内に所轄警察署に届け出る（現在，警察に代わるべきものとして，第三者的な「医療安全調査委員会」の設置が検討されている）．
③日本医療機能評価機構へは，医療事故情報収集等事業における報告義務対象医療機関となっていれば，定められた報告範囲（医療過誤による死亡等）に該当する医療過誤で2週間以内に報告する．

組織としてのマスコミ対応と謝罪

現在のマスコミへの発表の方法に疑問は残るが，さしあたってのマスコミ対応となると，当該の患者や家族（遺族）の心情を十分にくみながら，誠意をもって対応することが肝要となる．
事故後の報道機関からの電話取材には原則的に応じない（相手が確

認できない）．

　対応の窓口を一本化しなければ，情報が混乱し無用の誤解を生むことになる．そして職員個々の取材には応じないように指示しておかなければならない．公表にあたっては患者のプライバシーを最優先し，患者本人もしくは家族（遺族）の心情に配慮し，同意を得ておくことも重要である．

医療事故報告制度

	報告制度	報告先	報告の強制	懲罰的対応	対象病院
①	医療事故収集事業	機構*・医療事故防止センター	あり(1)	なし	限定
②	機構*・認定病院の事故報告制度	機構*・認定病院患者安全部	あり(1)	なし(2)	機構*認定病院
③	厚生労働省への報告	保健所など	なし	あり(3)	全病院
④	文部科学省への報告	医学教育課大学病院支援室	なし	なし	国立大学附属病院など
⑤	設立母体への報告	全社連，日赤本社など	なし	—	限定
⑥	東京都医療安全推進事業	東京都	なし	なし	任意参加
⑦	学会主導の報告事業	各学会窓口	—	なし	限定
⑧	警察への届出	所轄警察署	あり(1)	あり	全病院
⑨	メディアへの報告（いわゆる公表）	記者会見など	なし	あり(4)	任意参加
⑩	保険会社への報告	保険会社	なし	あり	保険適用時

注：(1) 法的・規約的に強制だが罰則なし，(2) 認定の変更，留保など，(3) 特定機能病院取り消しなど，(4) いわゆる社会的制裁
*機構＝日本医療機能評価機構

2日め 組織のマネジメント まとめ

- [ ] 1999年の患者取り違え事故後から，医療安全管理は，個人から組織が行う対応へと移行してきた
- [ ] 安全で安心できる医療の提供を高めるためには，管理者によるトップダウンと職員のボトムアップによる，両者の緊密な連携が求められる
- [ ] 医療安全の仕組みづくりは，「医療安全委員会」が毎月開催され，継続して機能していることが大切である
- [ ] 2007年「第五次医療法改正」により，医療安全管理体制の確保をはじめ，医療安全全般にわたる改革がなされた
- [ ] 2006年4月の診療報酬改定で「医療安全対策加算」が新設され，一定の要件を満たせば入院初日に限り50点が加算される
- [ ] 医療安全管理者は，医療安全活動の「計画」「管理」「実行」者であり，さらに各部署への「支援」「調整」「牽引」の役割も担う
- [ ] 研修は，現場で活動している状況が広がる展開となるような発表会やグループによる分析会形式などが効果的である
- [ ] インシデントレポートは，5W1Hで書き，医療安全管理部門で集計・分析し自施設で資料として活用できるものにする
- [ ] 定期的な院内巡回活動を実施し，現場のリスクを察知・把握し教育・指導することを「医療安全ラウンド」という
- [ ] 重大事故に対応するための「緊急蘇生システム」や「緊急時対応マニュアル」をあらかじめ作成することと，普段の訓練は大切である
- [ ] コードブルー（第一報）が発動されたら，救急用具などを持参し，患者のもとに迅速に駆けつけ救命に全力を尽くす
- [ ] 医療事故を起こした当事者，管理者，職員等は，患者・家族への対応から医療安全委員会の開催まで，迅速な行動が求められる
- [ ] 外部機関への報告・届出は遅滞なく，報道機関からの取材や発表には慎重に，患者・家族へは誠意をもって対応する

3日め

エラー・マネジメント（Ⅰ）

- ヒューマンエラーの原因とタイプ
- ヒューマンファクター工学から事故防止を考える
- ヒヤリ・ハット事例を報告する理由
- ヒヤリ・ハット事例の傾向と対策
- KYT（危険予知トレーニング）

3-1 ヒューマンエラーの原因とタイプ

　ヒューマンエラーはなぜ起こるのか．人間側の原因とともに，環境要因にも注目してみる．また，Reasonの3つのエラーのタイプについて，それぞれ医療現場における具体例を示しながら紹介する．

ヒューマンエラーの原因

　ヒューマンエラーとは人間がおかす間違いのことである．間違いを引き起こす原因としては，人間側の要因（生理的特性・認知的特性・社会心理的特性）と環境要因があげられる．

●人間側の要因
①生理的特性：サーカディアンリズム（体内時計のリズム），加齢，疲労などによって心身は影響を受ける
②認知的特性：事態を過小評価したり，都合よく解釈する．物事を見間違えたり，忘れたりする．
③社会心理的特性：間違いとわかっていても言えない，誰かがやってくれるだろうという依存，自分の過ちを修正しない

●環境要因
①作業環境（明るさ，音，臭いなど）
②人間関係（上司から叱られる，責められるなど）
③時間的制圧
④過剰な業務量
⑤不適切な手順書やチェックリスト
⑥操作が複雑な医療機器，整備・点検されていない医療機器
⑦整理・整頓されていないナースステーション

ヒューマンエラーのタイプ

　Reasonによると，ヒューマンエラーには3つのタイプがある．

タイプ1：スリップ・ラプス
　意図や計画は正しかったが，行為そのものが適切ではなかった．このタイプには，目的は正しかったが行為段階で誤ってしまった「スリップ」，短期的に記憶が喪失してしまった「ラプス」がある．
［例］
●**スリップ**：医師の指示通りに患者Aさんの点滴を準備したが，患

者Aさんではなく，患者Bさんにその点滴を投与してしまった．
- **ラプス**：ナースコールで患者さんに呼ばれて訪室したが，何の用件で呼ばれて訪室したのか忘れてしまった．

タイプ2：ミステイク

行為は適切であったが，意図や計画的がそもそも間違っていた「ミステイク」．

[例]

Aさんの部屋は205号室だと思い込み，205号室を訪ねた．しかし，205号室には違う患者さんがいた．

タイプ3：バイオレーション（違反）

骨の折れる作業をしたくないので必要とわかっていながらも行わない「日常的な違反」，スリルを感じたいがために危険をおかすといった「楽観的な違反」と，手順書にかなりの無理があり手順書どおりにはそもそも実行することができないといった「状況に依存した違反」がある．

[例]

- **日常的な違反**：薬剤を投与する際，患者確認をするのが大変だったので行わなかった．
- **楽観的な違反**：移動の際，二人の介助が必要となる患者さんを自分ひとりの力で移動させることができるかどうかを試したくなり，一人でその患者さんの移動介助を行った．そして，結果的に転倒させてしまった．
- **状況に依存した違反**：患者が急変し，人工呼吸器の装着が必要になった．しかし，いつも使用している人工呼吸器を他病棟に貸し出しており，今まで使った経験がない人工呼吸器を使わざるをえなかった．その人工呼吸器には取扱説明書がぶらさげられていたが，難解な用語が並べられており，限られた時間の中ではそれを読むことはできなかった．それらしいスイッチを操作したところ作動したように見えたが，実際にはうまく作動していなかった．

3-2 ヒューマンファクター工学から事故防止を考える

ヒューマンエラー対策を考えるにあたって基本となるのが，ヒューマンファクター工学である．人間の意識に頼らず，環境・システム改善からエラー防止を図る点に注目してみよう．

ヒューマンファクター工学とは

　日々の業務の中でミスを起こしそうになったり，実際にミスをして報告書を書いたりした経験は少なからずあるだろう．あるいは報告書を提出したあとで上司に注意喚起を促されたこともあるだろう．どんな人間でもミスを起こす．だが，ミスを起こそうと思って仕事をする人はいない．

　ヒューマンエラーによる事故防止を考えるとき，ミスを起こした個人に原因を求めるだけでは，残念ながら事故はなくならない．人間はその特性（生物・認知・心理・社会的な要因）により，機械などと比べて不完全で信頼性の低い存在である．そうした人間の特性をふまえたうえで，安全なシステムをつくることを目的として誕生した学問がヒューマンファクター工学である．

　ヒューマンファクター工学は，人間に関する基礎科学や事故原因の探求で得られた知見が礎となっている．こうした背景から，ヒューマンエラーの結果として，重大な事故が起こる可能性がある原子力や，航空・交通産業を中心に発展してきた．

　医療も人間に頼ることが多く，そのミスは重大な結果を及ぼすことになるにもかかわらず，ヒューマンファクター工学の知見は他の産業に比べて導入が遅く，システム改善の余地は大きい．

ヒューマンファクター工学からみた医療システムの特徴

　医療システムは人間に頼る部分が多いゆえに，その不完全さを補うために管理をきちんと行うことが必要だが，そうした部分が非常に脆弱であるとして，日本におけるヒューマンファクター工学の第一人者である河野龍太郎氏は，医療システムの特徴を次のように指摘する．
①ヒューマンエラーを誘発する要因の数や種類がきわめて多い．
②ヒューマンエラー発生後の発見や対応などの多重防護壁がきわめ

て弱い.

エラー誘発要因としては,中断作業が多い,タイムプレッシャー,同時並行でいくつもの業務を遂行する,などがある.

本来ならエラーが起きた際,事故につながらないように多重の防護壁を用意すべきである.しかし,医療の場合,一人のスタッフの行為(たとえば点滴の接続)がただちに患者に影響を及ぼすことが多く,幾重もの防護壁を用意するのが難しい実状がある.こうした特徴を理解して事故防止に取り組むことが必要である.

ヒューマンファクター工学からの事故防止の取り組み

ヒューマンファクター工学により提唱されている事故防止システムの代表的なものとして「フェールセーフ」と「フールプルーフ」がある.

フェールセーフ(failsafe)とは,機械が故障する・人間がミスをするという状況が発生したときでも,常に安全だけは確保されるように機械やシステムを設計することをいう.列車の信号装置のように,速度超過を感知したら自動的にブレーキを作動させて列車を止めたり,輸液ポンプ内のルートに気泡を感知したら,ポンプの動作を止めてアラームで知らせる,などがこれにあたる.

フールプルーフ(foolproof)とは,人間のエラーの特性をふまえたうえで,知識や経験がない人がその作業を行ってもミスが起きにくい,あるいは起きても大丈夫であるようにシステムつくることをいう.

細かい手法はいくつもあるが,大別すると「発生防止」と「拡大防止」に分けられる.

「発生防止」に効果的な方法としては,作業をなくす(排除),作業を行いやすくする(容易化),機械やコンピュータで行う(代替化)などがある.

「拡大防止」としては,ミスを検知して処理する(検出),ミスの影響を緩和する作業や緩衝物を準備しておく(影響緩和)などがある.

こうしたヒューマンファクター工学の知見を一つひとつの業務に反映させて,エラーを起こしにくい,あるいは起こしても安全が保たれるシステムを構築していくことが今後も求められている.

フールプルーフに基づいた取り組みの例

エラー防止の手法	具体例
排除	薬剤があらかじめ充填されたプレフィルドシリンジ 高濃度リドカイン（10%キシロカイン）の規格の中止 経腸ラインと輸液ラインでシリンジの口径の規格を変える
容易化	色分けによる整理整頓 手順をわかりやすく表示する 手順をフローチャートして貼る 作業環境の整備
代替化	シリンジ・輸液ポンプの使用 オーダリングと連動した点滴ラベルの発行
検出	ダブルチェック バーコードシステムによる薬剤チェックシステム
影響緩和	エマージェンシーコール体制の整備 低いベッド

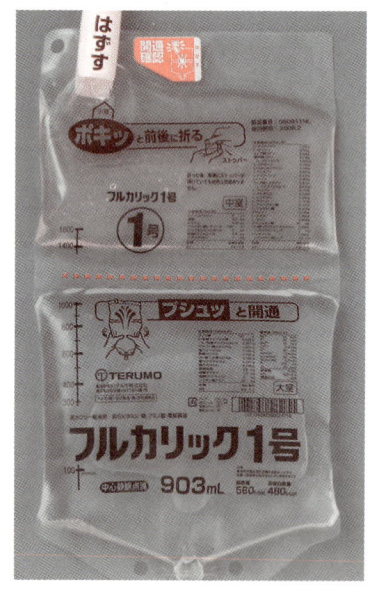

◀2槽式バッグの輸液製剤
「プシュッと開通」「ポキッと前後に折る」という忘れてはいけない手順をわかりやすく表示している．

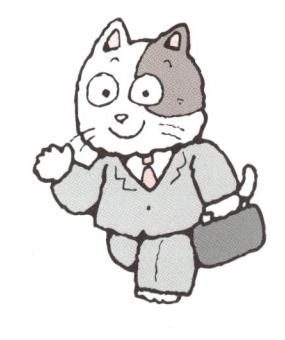

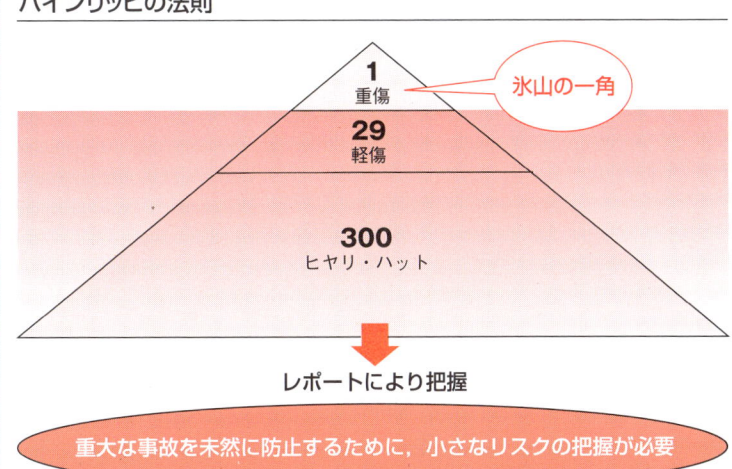

3-3 ヒヤリ・ハット事例を報告する理由

　多忙な業務のなかでインシデントレポートを書くことは，その意味を知らなければただ面倒な記録作業になりかねない．レポート収集の目的から，作成・提出の流れ，およびレポートがもたらす波及効果をみていく．

ハインリッヒの法則（1：29：300）

　1件の重大事故の背景に29件の軽傷事故と300件の「ヒヤリ」「ハット」する体験があるという労災事故の法則である．1929年にアメリカのハインリッヒ（1886～1962）が発表した．

　約55万件の労働災害を統計学的に調査した結果，【1：29：300】の法則を導いた．すなわち，重大な災害が1件あったら，その背景には29件の軽傷を伴う災害が起きており，さらには300件ものヒヤリ・ハットした無傷の災害が起きていたことになるという意味である．

　災害を医療事故に置き換えると，同様のことがいえる．いつやってくるかわからない災害を未然に防ぐには，ヒヤリ・ハットの段階から不安全な状態や行為について，地道に対策を考えていくことが大事である．

ハインリッヒの法則

```
          1
         重傷        ← 氷山の一角
        29
       軽傷
      300
    ヒヤリ・ハット
```

↓ レポートにより把握

重大な事故を未然に防止するために，小さなリスクの把握が必要

ヒヤリ・ハット事例収集の目的を理解する

　ヒヤリ・ハット事例報告書(以下，インシデントレポート)を書く理由は，事故防止にどう生かされるかを考えることではじめてわかる．
　インシデントレポートは，情報共有のツールとして組織全体の安全性の向上に欠かせないものである．「どうして起きたのか」「どうすれば防げたのか」を検討し，再発防止に役立てたり，事故分析を通じて職員の教育や研究活動に生かすこともできる．

インシデントレポート提出の不安解消

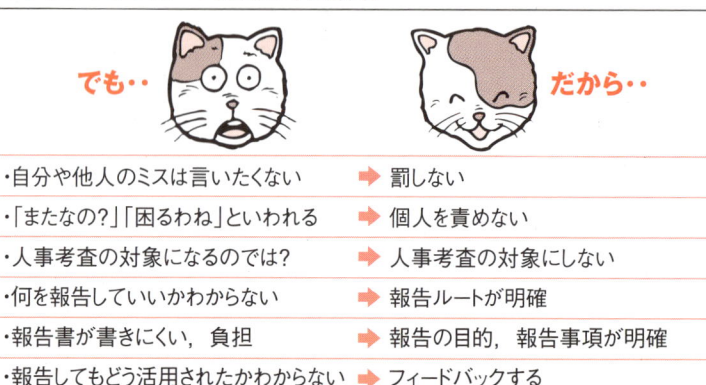

でも‥　　　　　　　　　　　　　　　だから‥

・自分や他人のミスは言いたくない	➡ 罰しない
・「またなの?」「困るわね」といわれる	➡ 個人を責めない
・人事考査の対象になるのでは?	➡ 人事考査の対象にしない
・何を報告していいかわからない	➡ 報告ルートが明確
・報告書が書きにくい，負担	➡ 報告の目的，報告事項が明確
・報告してもどう活用されたかわからない	➡ フィードバックする

医療事故につながる環境要因を察知する

　日常の医療業務のなかには，大きな医療事故につながる危険が多く含まれている．それらは，現場で働く人の不注意ばかりでなく，病院内の環境やシステムなど物的要因によって引き起こされる場合も多い．このことを常に意識して，インシデントレポートを書くときは，不注意を詫びる反省文ではなく，環境やシステム的な要因に冷静に目を向けて書くことが大切である．

医療事故を誘発する環境要因

- 患者が高齢化・重症化している
- 在院日数が短縮し，患者の入れ替わりが早い
- 夜間も繁忙度が高い
- 同一時間帯に多種類の業務が同時進行している
- 取得すべき手技や業務が多様化，複雑化している
- マニュアルを作成しても実行されない
- ルール等の周知が徹底されない
- 効果的な対策が取れずに同じようなインシデントが起こっている
- 業務量に見合った看護要員が配置されない

インシデントレポートの作成から提出までの流れ

　図はある病院におけるインシデントレポートの流れを示したものである．

インシデントレポートの報告経路

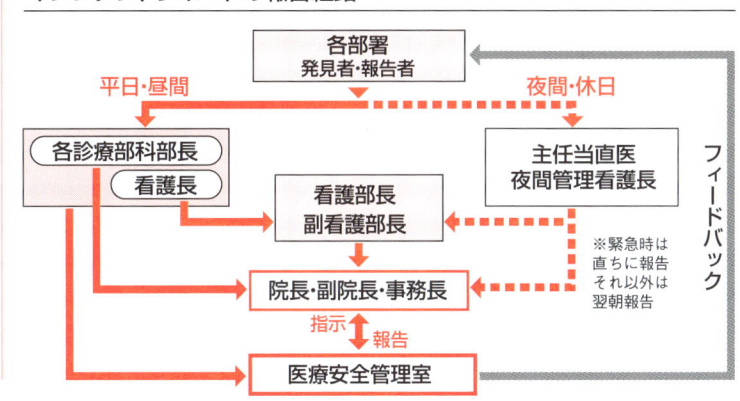

インシデントレポートの波及効果

　インシデントレポートが発端となって，事故防止のさまざまな活動につながっていくことが期待できる．さらに，事故防止だけでなく，院内の業務改善にも波及していく．組織全体を巻き込んでいくことで，安全文化の育成にもつながる．

インシデントレポートから改善への流れ

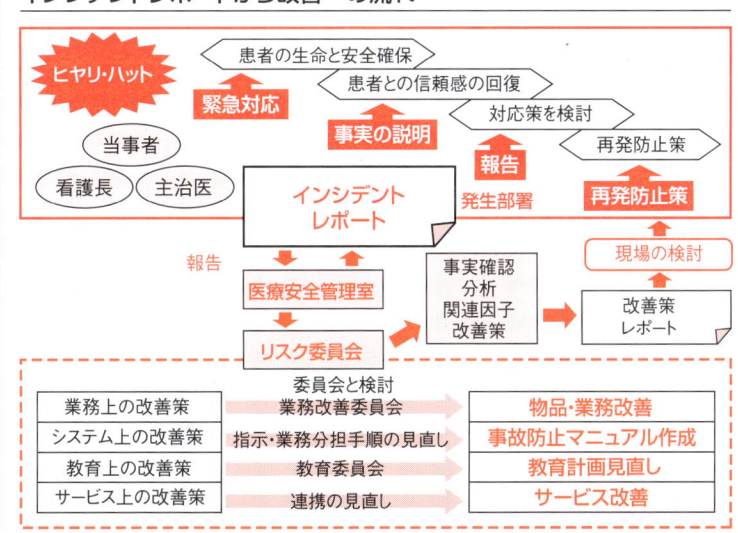

3日め エラー・マネジメント（I）

インシデントレポート記入例

内容： 胃チューブの自己抜去 　　〔タイトル記入〕

発生日
発生時： 200X年×月×日 12時30分 水曜日（平日）
　　　　 日勤（8:00～17:00）

患者情報
年齢： ××歳　　性別： 男　　患者コード： ××××
発見者： 報告者本人
患者区分： 入院患者

報告者情報
報告者名：
報告者1： 看護師　○○病棟　中○　正×　経験 8年8月-配属 4年5月 当事者

インシデント
発生場所：病棟○○
インシデント領域：看護師
　【医師の指示に基づく業務】チューブ類の自己抜去
患者の心身状態：[意識障害]

〔ここの部分を明確に分類する　データ収集・分析に使用する〕

自由記述

インシデントの具体的内容：
　脳転移による意識レベルの低下が徐々に回復して意識状態が改善
　それにより付属物に対する苦痛が増強
　付属物の必要性を理解するまでには至っていない
　胃チューブの固定はしっかりされていた
　不快感が増強して胃チューブを抜去してしまった

発生要因：[身体的条件]

インシデントの経過：　〔5W1Hで事実を記載する〕
　脳転移によるレベル低下状態が長く続いていたが，ゆっくりではあるが意識レベルの改善を認めていた．ここ数日簡単な質問に返答が可能なまで改善する一方で付属物を気にする様子が徐々にではあるが見られていた．
　当日朝9時，胃チューブの違和感についてたずねたところ大丈夫との返答であり，固定のテープを新しいものにかえてしっかりと固定していた．11時30分，他の患者の処置をして訪室するとすでに胃チューブが抜かれた状態であった．
　すぐに医師に報告　排液がかなり少なくなってきていたので再挿入せず経過観察することとなった．

実施した，または考えられる改善策：
　意識レベルが改善するも付属物の必要性の認識ができない状況では，治療上必要であれば抑制をする方法もある．本患者は胃チューブのほかに中心静脈(CV)ルートが右の鼠径部から確保されていたので，CVルートの固定を変更してズボンの足先のほうからルート類を出すようにして，再び抜去されないように工夫した．

3-4 ヒヤリ・ハット事例の傾向と対策

ヒヤリ・ハットや医療事故事例の集計結果からどのようなことがみえてくるだろうか．過去の事例の傾向や要因を探りながら具体的な防止策を考えていこう．

ヒヤリ・ハット事例の傾向と要因を探る

日本医療機能評価機構による「医療事故情報収集等事業」では，医療事故情報およびヒヤリ・ハット事例を収集・分析し，情報提供を行っている．ここでは第12回報告書(2008年3月19日)から抜粋し，ヒヤリ・ハット事例の傾向をみていく．

発生場面

25分類の項目のうち，下表の要因が上位を占める．処方・与薬が全体の2割を占めるほか，看護業務に関する項目が多い．

1	処方・与薬	21.9%
2	ドレーン・チューブ類の使用管理	14.1%
3	世話や給食・栄養以外の療養生活場面	11.0%
4	療養上の世話	8.5%
5	検査	6.1%

報告書p.53より一部抜粋

発生要因

下表の要因が上位を占める．要因の詳細をみると，心理的状況では「思い込んでいた」「慌てていた」「他のことに気をとられていた」という項目が多くあがっている．また，勤務状況については「多忙であった」「夜勤だった」の2つの要因が他を大きく引き離している．

1	確認が不十分であった	24.6%
2	観察が不十分であった	12.7%
3	心理的状況	10.6%
4	勤務状況	8.4%
5	判断に誤りがあった	8.5%

報告書p.54より一部抜粋

当事者

　ヒヤリ・ハットにかかわった当事者については，経験年数や部署配属年数によって，件数に大きな開きがあることがわかった．どちらも1年未満が極端に多く，年数を経ることによって徐々に減少してくる．

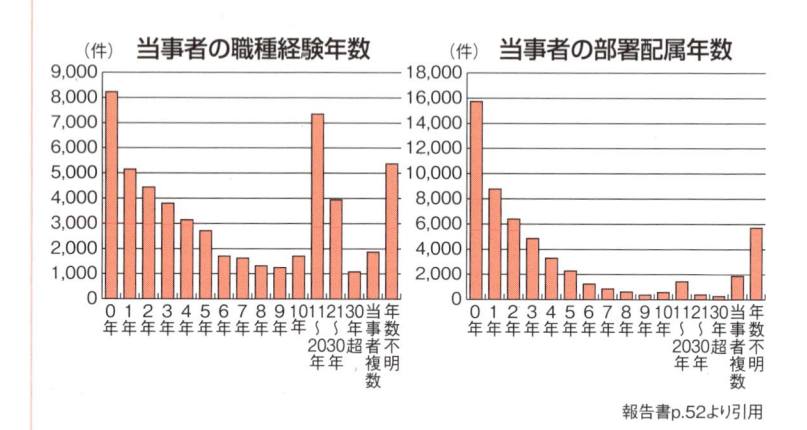

当事者の職種経験年数

当事者の部署配属年数

報告書p.52より引用

ヒヤリ・ハットの影響度

　どの程度の影響を与えるヒヤリ・ハットであったかという調査結果も報告されている．患者に影響はなかったものの，「間違いが実施された」ケースが最も多いことがわかる．

ヒヤリ・ハットの影響度

影響度	件数	％
間違いが実施されたが，患者に影響がなかった	35,112	64.1
実施前発見：患者への影響小さい（処置不要）	7,617	13.9
実施前発見：患者への影響は中程度（処置必要）	2,649	4.8
実施前発見：患者への影響は大きい（生命に影響しうる）	992	1.8
不明	3,044	5.6
その他	5,336	9.7
合計	54,750	100.0

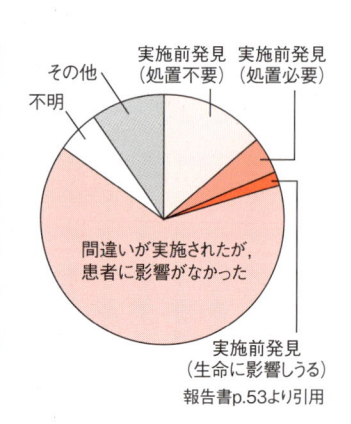

報告書p.53より引用

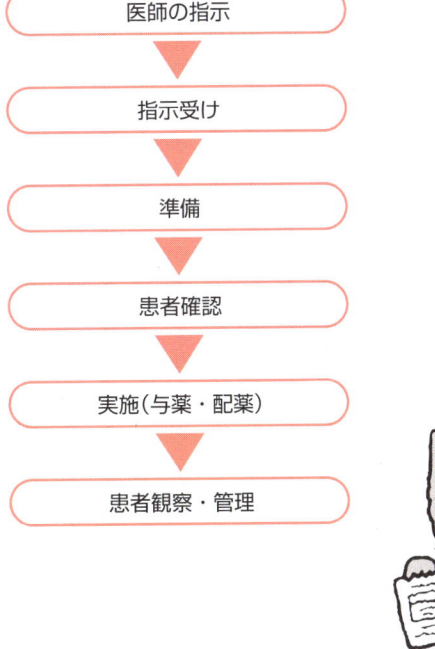

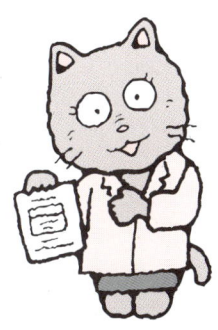

内服与薬・注射のエラーは高い頻度

与薬・注射に関するエラーが，ヒヤリ・ハット事例報告の中でかなり高い頻度を占める．

内服や注射の業務プロセスを①医師の指示，②指示受け，③準備，④患者確認，⑤実施（与薬・配薬），⑥実施後の患者観察・管理とすると，与薬・注射ともに実施時の対象エラーが多いという報告がある．

内服の薬剤・量のエラーの内容には，投与忘れ，変更・中止薬の投与，異なる薬を投与，重複・倍量投与がある．

注射の薬剤，投与量のエラーの内容には，緊急時に不明確になりやすい口頭指示，類似外型・不揃いの規格，種々の単位，類似したライン・三方活栓，医療用ポンプ操作，受け持ち患者の医療処置の同時進行，注射準備時の業務中断，早朝における業務密度の高さ，病態と薬剤の理解不足がある．

輸液・シリンジポンプ操作に関するエラーは，ポンプのメカニズムの知識不足，アラーム対応などにおける未熟な操作技術がある．

内服や注射の業務プロセス

医師の指示
↓
指示受け
↓
準備
↓
患者確認
↓
実施（与薬・配薬）
↓
患者観察・管理

内服与薬・注射のエラーの実例

		内　容
内服薬	不十分な指示による倍量投与	・他院から転院してきた患者の処方は「レニベース(2.5mg) 1T」であったが，院内採用薬は「レニベース(5mg)」であったため，倍量が処方された．
	中止薬を投与	・「ダオニール(1.25mg)1T 朝食前」を内服している患者が内視鏡検査のために朝食禁の指示がでた．ワークシートにはその旨が記載されていたが，いつも通りに内服させた．
共通	薬剤名の入力誤りにより異なる薬を投与	・電子カルテで「アルマール(降圧薬)」を「アマリール(血糖降下薬)」と入力違いして処方してしまった．
	コミュニケーションエラー	・不眠時の指示を口頭で「セルシン1A投与して」といわれ，筋注は痛いだろうと思い，持続点滴の三方活栓からワンショット静注した．
注射	2槽式バッグ製剤の隔壁開通忘れ	・高カロリー製剤のアミノ酸液と電解質液を開通せずに投与した．またビタミン入り小室の開け忘れに交換時に気がついた．
	投与経路間違い	・中心静脈カテーテルから昇圧薬が持続点滴されている側管から抗生物質を1時間で点滴した．
	速度調整のエラーによる危険薬剤の高速注入	・シリンジポンプの流量設定間違いで，昇圧薬が急速投与された．

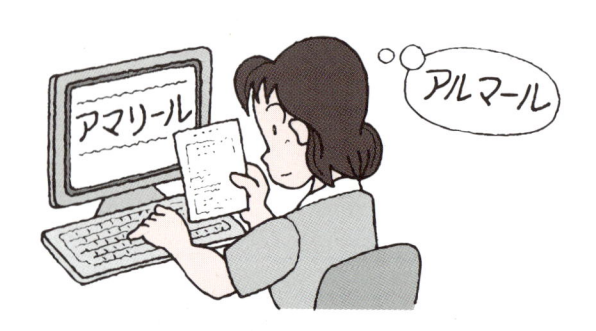

転倒・転落の予防はリスクアセスメントから

　転倒・転落もよく報告される事例の1つで，看護師の関心も高く，さまざまな対策がなされている．主として患者要因になるため，完全には防ぎえないが入院時にアセスメントして，リスクの高い患者を識別しておくことが大切である．

[転倒・転落予防のためのフロー]

第1段階
　患者の入院時にデータファイルを作成する．入院した直後に次の項目をチェックする．
□転倒歴あり　□認識力低下・理解力低下あり　□夜間排尿あり
□排泄・移動の活動内容　なんらかの介助が必要

　いずれか1つが当てはまれば第2段階へ．当てはまらなければ，対策不要で患者の状態変化時あるいはイベント発生時に再評価．

第2段階

Step 1 アセスメントスコアシートを用いる危険度の評価をしよう

　リスクにつながる要因を決め，評価ポイント基準を共通にした「転倒・転落アセスメントスコアシート」により評価する．シートは，電子カルテでテンプレートを作成するなどして評価の結果を看護記録に残し，全部署で共有できるようにする．

Step 2 看護計画を立案しよう

　「転倒のリスク状態」の看護診断などから看護計画を立案，危険度に応じた対策を実施．「転倒・転落アセスメントスコアシート」を基に「転倒・転落の説明書」を作成し，医療サイドがアセスメントした危険度について患者・家族に説明する．予防策実施について，患者の理解を得るとともに，参加を求めておくことがポイント．

Step 3 アセスメントの再評価（転倒なしの場合）をしよう

　1週間後・手術後・状態が変化したときなどに，アセスメントスコアシートにより再評価．点数の変化に応じて，対策も再考する．

Step 4 転倒した場合はどうする？

　チームカンファレンスを行い，アセスメントスコアシートで評価し，対策を再考する．次に看護計画を修正・実施．インシデントレポートを提出する．

3日め エラー・マネジメント（I）

転倒・転落アセスメントスコアシート

部署 ＿＿＿＿＿＿＿＿　　ID ＿＿＿＿＿　氏名 ＿＿＿＿＿＿＿

分類	特徴	評価スコア	入院時
認識力	せん妄がある	4	☐
	判断力，理解力，記憶力の低下がある(認知症含む)		☐
患者特徴	ナースコールを押さないで行動しがちである	4	☐
	ナースコールを認識できない・使えない		☐
	目立った行動を起こしている	3	☐
	なんでも自分でやろうとする		☐
活動領域	自立歩行できるがふらつきがある	3	☐
	車椅子・杖・歩行器を使用している	2	☐
	身体の障害が比較的少なく，自由意志で動ける	2	☐
	移動に介助が必要である	1	☐
排泄	尿・便失禁がある	3	☐
	切迫性尿失禁がある		☐
	夜間トイレに行くことが多い		☐
	ポータブルトイレを使用している	1	☐
年齢	65歳以上，9歳以下	2	☐
既往歴	転倒・転落したことがある	2	☐
感覚	視力障害がある(視野狭窄等も含む)	1	☐
運動機能障害	麻痺またはしびれ感がある	1	☐
	骨・関節異常がある(拘縮・変形)		☐
症状	38度以上の熱がある	2	☐
	立ちくらみ(起立性低血圧)を起こしやすい		☐
	手術後3日以内である	2	☐
	リハビリ開始時期・訓練中である	1	☐
	症状・ADLが急に回復・悪化している時期である		☐
薬剤	睡眠安定剤使用中である	2	☐
	次の薬剤のうち，1つ以上使用中である 鎮痛薬・麻薬・下剤・降圧利尿薬	1	☐

起こりやすさⅠ：1～9点‥‥‥転倒・転落する可能性がある
起こりやすさⅡ：10～19点‥‥転倒・転落を起こしやすい
起こりやすさⅢ：20点以上‥‥転倒・転落をよく起こす

合計	
起こりやすさ	

○○○○○病院　医療安全管理室

転倒・転落の説明書
○○○○○病院　医療安全管理室

_____様およびご家族の方へ

患者さんの中には，入院中に転倒・転落される方がいらっしゃいます．ご自宅では，身の回りのことを自分で行えていらっしゃった方でも，生活環境が変わると転倒・転落される場合があります．転倒・転落には，いろいろな要因が関わって参りますので，当院では，あらかじめみなさまの転倒・転落の起こりやすさを確認させていただいております．

『起こりやすさ』

起こりやすさⅠ	（1～9点）	⇒	可能性がある
起こりやすさⅡ	（10～19点）	⇒	起こしやすい
起こりやすさⅢ	（20点以上）	⇒	よく起こす

_____様の転倒・転落の起こりやすさについて，以上のように確認させていただきました．

転倒・転落を防ぐために，起こりやすさに応じて，防止対策を考えてまいります．転倒・転落が起きますと，あらたな障害が生じる危険性がございます．防止対策によりましては，患者様にご不自由をおかけしたり，ご家族のご協力をお願いする場合がございます．治療スタッフとお話し合いいただき，転倒・転落の防止にご協力いただけますよう，よろしくお願い申し上げます．

　　　　　年　　　月　　　日

　　　　　　　　　　　　　　ご本人　_____

　　　　　　　　　　　　　　ご家族　_____

　　　　　　　　　　　　　　主治医　_____

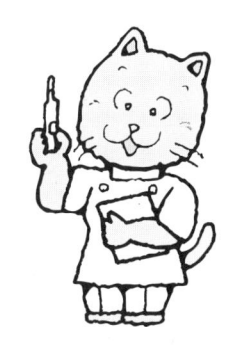

　　　　　　　　　　　　　　担当看護師　_____

転倒・転落予防のための"すぐれもの"

転倒・転落は予測外に起こりえるため，人的努力による防止対策には限界がある．そこで，療養具や諸物品，あるいは建築のしつらえといった物的環境の側面から対策を立てることも有用である．

以下では，転倒・転落予防のための"すぐれもの"として，ベッド周りの物的対策に用いる諸物品を紹介する．

● 離床センサー

離床センサーとは，患者がベッドや車椅子から立ち上がったり，起き上がったりしたときに，ナースコールやアラーム音で看護師や家族に知らせる装置である．さまざまなタイプの離床センサーが市販されているが，患者のADLに合わせて適切なものを選ぶようにする．

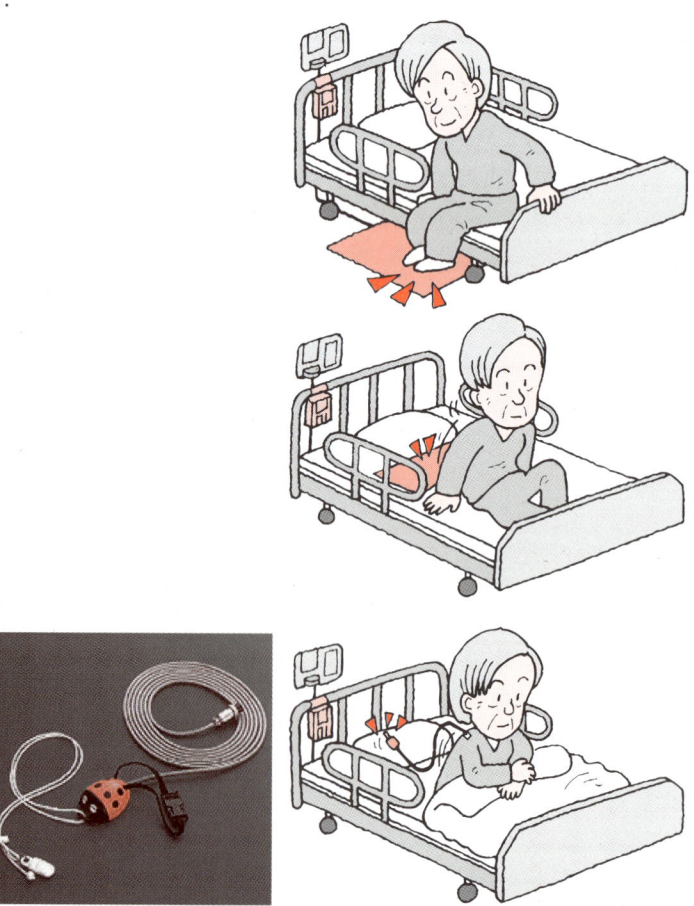

● **衝撃を緩和する物品**

　転倒・転落が発生したとき，少しでも受傷を緩和させるために，緩衝マットを設置する．また，ヒッププロテクターなど患者自身に装着するものによって，骨折予防をはかるという方法もある．

● **手すり類**

　自力で動けるが介助を必要とする患者に対しては，ベッドから立位になるのを補助するバーなどが活用できる．

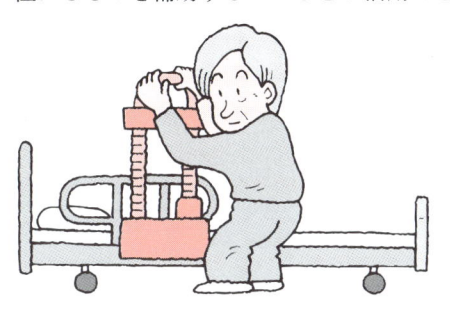

　このように，ベッド柵，離床センサーなどの対策は，転倒・転落の未然防止策として期待度は高い．しかし，完全な事故防止策ではない．患者が用具の使い方に習熟するまでに時間もかかる．用具の機能や限界をきちんと理解して，事故予防の補助ツールとして活用するとよい．

事故事例から学ぶ原因と対策

　次に，①輸液ポンプ・シリンジポンプ(流量設定ミス，過負荷処置ミス，サイフォニング)，②人工呼吸器(接続はずれ，接続ミス，電源入れ忘れ，アラーム音量の設定ミス)，③その他：配膳・経管栄養・検査・病理(禁止食品の配膳ミス，経管栄養の挿管ミス，検査ミス，病理検体の採取ミス)の事例を提示する．

3日め エラー・マネジメント（I）

輸液ポンプ・シリンジポンプ

事例 1　流量設定ミス

1つの輸液ポンプで輸液A剤, B剤を切り換えて使用していた. A剤を150mL/hで投与終了後, B剤を50mL/hに変更する予定であった. B剤に切り換えて数時間後アラームが鳴り, 訪室すると残量アラームだった. 終了予定時間より早く終了しているため, 投与量を確認すると, 150mL/hのまま輸液されていた.

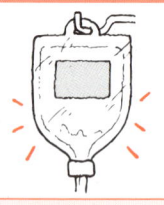

輸液ポンプやシリンジポンプなどで投与されるものは, 循環動態に大きく影響するものが多く, 開始前, 再開始には必ず投与量を確認する. 特に微量投与で1桁間違えることがあり厳重に注意する.

事例 2　過負荷処置ミス

血圧が低く, ドーパミンを点滴の側管から投与していた. シリンジポンプのアラームが鳴っていたため, 訪室すると過負荷アラームだった. ルートを確認すると, 三方活栓が閉じたままであり, すぐに開放して再開した. その後急激に血圧上昇した.
原因は, 三方活栓が閉まって強い圧力がかかり, その圧力が急激に開放され予定量より過剰に投与されたことによる.

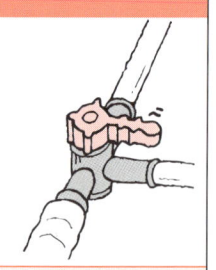

シリンジポンプのルート閉塞による過負荷アラーム時は, 負荷のかかっているルートをいったんはずし, 圧を逃がした後, 三方活栓を開放し再開始する. また, 輸液ポンプ使用時クレンメを閉めずに輸液ポンプからルートをはずしてしまうと, 急速投与されてしまうので, 必ずクレンメを閉めて輸液ポンプを操作する.

事例 3　サイフォニング

自然落下で輸液, その側管からシリンジポンプでドーパミンが3mL/h投与されていた.
ドーパミンの残量が少なく, シリンジを交換した30分後に再度訪室すると, シリンジ内のドーパミンが全量投与されていた.
原因はシリンジポンプの押し子がスライダーフックからはずれていた. また, シリンジポンプの設置位置が患者よりも高いためにサイフォニング現象が生じ, さらに自然落下投与のメイン輸液の流速が早く, ルート内に陰圧がかかり全量投与されたことによる.

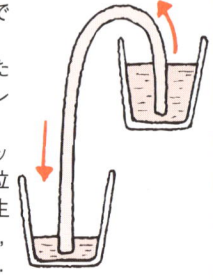

シリンジポンプにシリンジをセットするときは, スライダーと押し子がきちんとセットされているか確認をする. そして流速の速い輸液とシリンジポンプで投与する薬剤は側管から投与しないようにする. シリンジポンプの設定位置は, 患者よりも低い位置にする.

人工呼吸器

事例1　接続はずれ

人工呼吸器装着患者の体位変換時，ギャッチアップされたベッドを下げたときに気管チューブが抜けかかって再挿管となった．

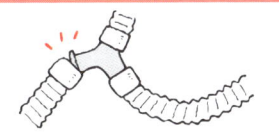

体位変換時や患者の体動に合わせて，回路が引っぱられないように設置する．人工呼吸器にも必ずストッパーをかけて固定する．

事例2　接続ミス

人工呼吸器回路の一部から酸素が漏れて確実な換気がされず，患者が植物状態に陥った．原因は人工呼吸器のウォータートラップに水が溜まり，その水を破棄したときに接続がゆるんだことによる．

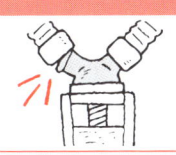

接続のゆるみは，接続個所が少ない一体型のディスポーザブル回路を使用，加温加湿は人工鼻を使用するなどの回路の工夫をする必要がある．また，人工呼吸器のアラーム設定も患者の状態に合わせたものとし，常に作動しているか確認しなければならない．

事例3　電源入れ忘れ

人工呼吸器装着患者の吸引をするため，人工呼吸器の電源をいったん止めた後，再開始するのを忘れ患者が死亡した．原因は吸引時に鳴るアラームを回避するために電源を切ってしまったことによる．

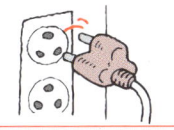

体位変換や吸引，検査など一時的に呼吸器を中断する場合，電源を絶対に切らない．無意味なアラームが増えないようにするためには，テストラングを使用するが，逆にテストラングをつけることで，呼吸器装着を忘れてしまう場合もある．処置が終わったら，かならず聴診器で呼吸音を確認する．

事例4　アラーム音量の設定ミス

人工呼吸器の接続部分が約12分はずれて意識不明となり，2週間後に患者が死亡した事例．原因は，人工呼吸器の異常を知らせるアラーム音量を通常の60％に下げていたことによる．

人工呼吸器装着患者は，看護室から近い部屋に位置できるよう配慮し，アラーム音は下げないようにする．アラーム設定は医師と相談し患者の条件にきちんと合うものとする．

アラーム音が鳴り，原因がはっきりしない場合，人工呼吸器装着を中断し，ジャクソンリースで換気する．もう一人が原因検索をする．そして，人工呼吸器装着患者には心電図，経皮的酸素飽和度測定器（パルスオキシメータ）など生体情報モニターを装着しなければならない．

3日め エラー・マネジメント（I）

その他：配膳・経管栄養・検査・病理

事例1　禁止食品の配膳ミス

栄養に関しては，食物アレルギーや内服薬による禁止食品を配膳してしまう事例や，検査のため一時的な禁食を誤って配膳してしまう．

病棟，栄養部それぞれの把握が不十分だったり，相互間の連絡ミスが原因である．

事例2　経管栄養に関するもの

A看護師が意識障害の患者に胃管の入れ替えをし，B看護師が胃管の挿入状態を観察した後，経管栄養を開始した．一時的に嘔吐反射がみられ，一時中断したが再開して終了した．数時間後，B看護師が患者の呼吸状態悪化に気づき，救急処置開始．X線検査，CT検査で右肺に胃管が挿入されており，事故が発覚した．

原因は胃内気泡音だけで挿入状態を観察したことによる．

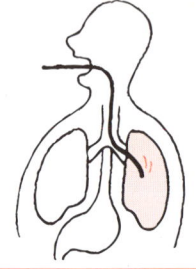

本来は，胃の内容物吸引，胃と肺の気泡音の確認，さらに，X線撮影でチューブ位置を確認しなければならない．注入時にはこれらに加え，チューブのマーキングを確認する．

事例3　検査ミス

①採血時：違う患者の検体を採血してしまったり，検体ラベルを貼り違える．また，点滴側の血管から採血してしまった，など．
②撮影検査時：撮影対象（患者）や撮影部位の取り違い．とくに左右の間違いは多い．

①採血前に検体容器にラベルを貼って準備．ラベルと患者の名前を照合する．確認時には可能なら患者に名乗ってもらう．また，点滴側からは採血しない．
②撮影前に患者の名前確認と同時に，患者自身に撮影部位を言ってもらい，指示と違いがないか確認する．

事例4　病理検体の採取ミス

①検体採取し，検体瓶に入れようとして，誤って落としてしまい，同じように採取できなかった．
②病理組織報告書に患者氏名を記入しようとしたが，誤って別の姓を記入してしまった．そのまま担当科に報告書が提出されたが，報告書の保管整理時に看護師が気づいた．

①病理検体は同じ条件で採取できないため，慎重に取り扱う．
②転記をやめ電子化する．転記しなければならないときは，再度名前を確認する．

3-5 KYT（危険予知トレーニング）

産業界のKYT（危険予知トレーニング）が，医療界の教育・研修においても導入が進んでいる．その考え方と実際のトレーニング法を紹介する．

医療におけるKYTの考え方

KYTとは，もともと産業界の労災防止訓練の手法で「まだ発生していないが，その事象，その場面に潜んでいる危険を予測し察知できる能力を高めるトレーニング」のことである．文字通り，K＝危険・Y＝予知・T＝トレーニングの頭文字の略称である．

KYTを行う際は，ヒューマンエラーの問題に着目する．ヒューマンエラーは人間の行動に起因するエラーで，個人を責めるのではなく，不安全な環境やシステムと関連づけて要因を探っていく．このエラー要因に"気づく"ことがKYTの第一のステップとなる．そのためには，医療現場における作業の手順やそれに伴うリスクについての知識，起こりうる変化に対する洞察力や想像力を養う必要がある．新人教育・研修では，こうした"気づき"の能力を身に付け，日常の医療現場で応用（危険回避）していくことを目指す．

また，医療システムは他職種・大勢のスタッフがお互いに協同して支えられているため，ヒューマンエラー防止のためには，個人だけでなくチームで安全に対する意識を高めることが大切である．その意味でも，KYTの研修はグループディスカッションをベースに進められていくので，有効な手法といえる．

KYT基礎4ラウンド法の手順とポイント

実際のKYT研修では，日常の医療現場の一場面を映したイラストや写真を用いて，グループ内でリーダーを決め，次の4つの流れに沿って，ディスカッションをしながら進めていくのが一般的である．

第1ラウンド　現状把握……潜んでいる危険を探す

5～6人前後のグループをつくり，リーダーと書記を決める．メンバーは，指示されたイラストや写真のシートを見て，危険をもたらす人の行動や環境状態を危険要因として認識し，「危険ストーリー」と呼ぶ一連の文章で表現する．

【留意点】
①シートに登場する作業者になりきり,「◇◇◇すると…」というように未来型で考えた変化(行動,操作,医療環境)に目をつける.
②危険要因と現象を組み合わせたストーリーをたくさん出していく.つまり,不安全な行動や状態と,その結果(事故の型)を組み合わせることで危険がよく見えてくる.
③危険要因は具体的に表現する.現象は,「〜の危険性がある」という曖昧な結果は避け,「転倒する」といった断定的な表現にする.
④危険要因に対して「なぜ」を繰り返し話し合い,掘り下げていく.
⑤出された意見を否定せずに,自由に話せる雰囲気をつくる.

第2ラウンド　本質追究……見逃せない危険を見極める

発見した危険要因のうち,危険事態の発生確率や事故の深刻さなどを考慮して,特に重要と思われる危険ストーリーに◎印をつける.

【留意点】
実践につながり,対策の目標となる危険をみつける.

第3ラウンド　対策樹立……「自分ならこうする」を考える

◎印の重要危険要因について,リーダーが「危険が現実化しないためにはどうすればよいか」を問いかけ,メンバーはそれぞれ具体的な予防対策をあげ,お互いに意見を出し合う.

【留意点】
①メンバーは,作業者の立場になり,一人称で対策を考える.
②自分の作業内容に照らし,これからの事故未然防止対策を決める.
③対策は「〜しない」などの否定ではなく,「〜する」という肯定で実践的な表現にする.
④行動は「作業方法」だけでなく「よい状態をつくる行動」も含む.
⑤リーダーは重要であっても,いま,自分たちではできないこと(施設・組織の問題など)を判断し,院内の別ルートに意見を届ける.

第4ラウンド　目標設定……みんなで行動する

第3ラウンドであげた対策の中から,現実的で実効性のあるものを全員のコンセンサスで選ぶ.重点実施項目を絞り込んで印をつけ,これを安全行動目標とする.

【留意点】
①全員のコンセンサスを得ることが何よりも重要.
②リーダーは安全目標実行の確認を怠らず,目標を標準化していく.

実際の事例検討

80歳女性，脳梗塞により左半身麻痺あり，嚥下障害により胃チューブ挿入，胃チューブより経腸栄養剤注入を行っている．

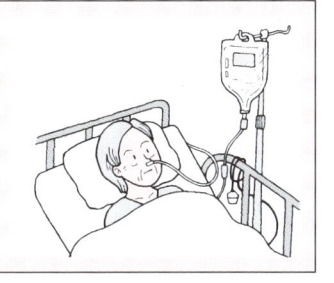

危険ストーリー	対策
①チューブが胃ではなく気管に挿入されていて，注入により肺炎を起こす．	・注入開始前にシリンジを利用して，胃液の逆流および空気を注入して気泡音を3か所（心窩部左右の下肺）で聴診して確認する． ・胃チューブの挿入されている長さを確認する． ・注入開始後，しばらくは付き添い，様子を観察する．
②左半身の麻痺のため座位バランスが悪く，注入中姿勢を保てず誤嚥を起こす．または，胃チューブが引っ張られて抜ける，注入袋をかけている台が倒れる．	・左半身麻痺ゆえ左側に枕等を利用して座位保持のサポートをする． ・チューブの固定の際は引っ張られてもすぐに抜けないように複数個所で固定する． ・チューブの長さが適切なものを利用する．
③ナースコールが麻痺側の柵にセットされているため，手が届かず異常を知らせることができない．	・ナースコールを手に持たせる．手が届くことを確認する． ・注入中は頻繁に訪室する．

3日め エラー・マネジメント（I） まとめ

- [ ] ヒューマンエラー対策は，個人の問題としてとらえた従来の理解から，見方や考え方を変えることからはじめる
- [ ] ヒューマンエラーは，人間本来がもつ①生理的特性，②認知的特性，③社会心理的特性が，人間を取り巻く環境と合致しないことで結果として起こる
- [ ] エラーには，「スリップ・ラプス」「ミステイク」「バイオレーション」の3種類がある
「ヒューマンファクター工学」の考え方をヒューマンエラー対策に取り入れ，安全なシステムをつくる
- [ ] 河野龍太郎氏は，医療システムの特徴を①ヒューマンエラーを誘発する要因の数や種類が極めて多い，②ヒューマンエラー発生後の発見や対応などの多重防護壁がきわめて弱い，と指摘する
- [ ] 事故防止システムは，「フェールセーフ」「フールプルーフ」に代表され，手法は「発生防止」「拡大防止」におおむね大別される
- [ ] 1929年に米国のハインリッヒは，1件の重大事故の背景に29件の軽症事故と300件の「ヒヤリ」「ハット」する体験があること，つまり「ハインリッヒの法則(1：29：300)」を発表した
- [ ] インシデントレポートは，組織全体の安全性向上のツールである
- [ ] インシデントレポートを作成・提出することは，再発防止策，被害の拡大防止策を検討するために重要である
- [ ] 日本医療機能評価機構の医療事故情報収集等事業では，医療事故情報およびヒヤリ・ハット事例の収集・分析を行い，定期的に報告書にまとめ，公表している
- [ ] 与薬・注射のエラーは，医療事故の中で高い頻度を占め，とくに実施時の対象エラーが多いとの報告がある
- [ ] 入院時に作成した「転倒・転落アセスメントスコアシート」により患者の危険度を評価し，看護計画を立案し，予防対策を講じる
- [ ] KYT(危険予知トレーニング)は，産業界のみならず医療界の教育・研修においても導入が進んでいる
- [ ] ①現状把握，②本質追究，③対策樹立，④目標設定の「KYT基礎4ラウンド法」は，問題解決手法として有効である

4日め

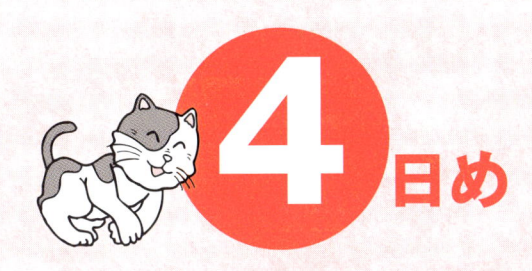

エラー・マネジメント(Ⅱ)

- 事故分析手法
- カルテレビュー
- 進む医療事故防止対策
- IT化の進展と限界

4-1 事故分析手法

医療における事故分析手法のうち，現在広く使用されているものを簡単に紹介する．

事故分析の手法とポイント

2007年3月に厚生労働省医療安全対策検討会議医療安全管理者の質の向上に関する検討作業部会がまとめた『医療安全管理者の業務指針および養成のための研修プログラム作成指針』には，次の手法があげられている．

> **事故発生後の原因分析を目的としたもの**
> - SHELモデル
> - 4M-4E
> - RCA（Root Cause Analysis：根本原因分析）
>
> **危険個所の特定と事故の発生予防を目的としたもの**
> - FMEA（Failure Mode and Effects Analysis：故障モード影響分析）

目的は原因追究

事故分析の目的は，原因を追究し，再発防止策を立てることである．目的はあくまでも「原因を追究する」ことであって，「責任を追及する」ことではない，という点に気をつけたい．

正確な情報収集と事実確認を行う

事故を分析するためには，正確で詳細な情報を集めることが重要である．せっかく何人もの人が集まっても，分析を始めてみたら「あれもわからない」「これもわからない」では原因にたどりつけないからである．また，あやふやな記憶や思い込みではなく，事実確認を十分に行ってから分析をしなければならない．

モレがないように

原因や対策を考えているとき，何か一ついいアイデアが出ると，思わず「それだ！」と飛びついてしまいそうになる．しかし，思いがけないところに重大な原因が隠されているかもしれないので，さまざまな視点からみてモレがないように考えてみる必要がある．

SHELモデル

　SHELモデルは，ヒューマンファクター工学において事故を分析するための説明モデルで，1972年，エドワーズによって提案された．S(Software，ソフトウェア)，H(Hardware，ハードウェア)，E(Environment，環境)，L(Liveware，人間)の4つの要素から構成されている．

　このSHELモデルに，KLMオランダ航空のホーキンズ機長は，Lをもう1つ加え，当事者とそれ以外の人との関係を表すことができるようにした．そして，それぞれの要素をタイルのような形にして，L(当事者)を中心にその他の要素を四方に配置することで，各要素間の関係をわかりやすく表現した．このモデルは航空業界を中心に広く利用されている．

　医療システムにおいては，S(ソフトウェア)はマニュアルや慣習，教育など，H(ハードウェア)は医療機器や病院の設備など，E(環境)は職場の物理的環境や労働環境，L(他人)は当事者以外の人々，L(当事者)は事故にかかわった本人として分析を行う．

　事故の分析にはマネジメントの観点も重要といわれている．そこでm(management，管理)の要素を加えたm-SHELモデルが，元航空管制官でヒューマンファクター工学を専門とする河野龍太郎氏によって提案された．さらに，医療システムにおいては「患者」の要素が大きいため，P(Patient，患者)を加えたP-mSHELモデルも提案されている．

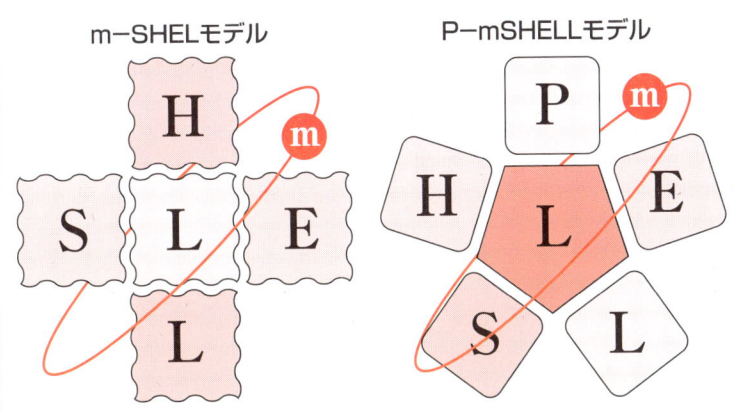

m-SHELモデル　　　P-mSHELモデル

※マネジメントが小文字のmになっているのは，マネジメントを強調すると人間のやる気が阻害されてしまうことがあるから，医療安全管理は現場のモチベーションが大切だといえる．

4日め エラー・マネジメント(Ⅱ)

4M－4E

　4M－4Eは事故の原因および対策を整理する方法の一つである．

　4Mとは，事故原因の分類に用いられる区分で，Man(人間)，Machine(物・機械)，Media(環境)，Management(管理)の4つに分類される．

　4Eとは，事故対策の分類に用いられる区分で，Education(教育・訓練)，Engineering(技術・工学)，Enforcement(強化・徹底)，Example(模範・事例)の4つで構成されている．

　4Mを横軸，4Eを縦軸にとったマトリックス表を用いると，事故の要因ごとの対策案を網羅的に整理することができる．また，4M－4Eは，米国航空宇宙局(NASA)でも採用されている．

4M－4Eマトリックス表

		Man (人間)	Machine (物・機械)	Media (環境)	Management (管理)
	要因 (4M)		① 4つのMの視点から具体的要因を考える		
対策 (4E)	Education (教育・訓練)				
	Engineering (技術・工学)		② 各要因について，4つのEの視点から対策を考える		
	Enforcement (強化・徹底)				
	Example (模範・事例)				

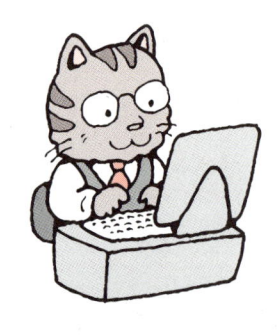

RCA（根本原因分析）

　RCA（Root Cause Analysis:根本原因分析）は，不具合や事故が発生した後に，事故からたどって，その背後に潜む原因を探る方法である．

　米国では，退役軍人病院の患者安全センター（Veterans Affairs National Center for Patient Safety：VA-NCPS）で医療用のRCAが考案され，広く運用されている．近年，日本においても，医療安全管理者研修などに導入され，実際に活用している病院が増えている．ここでは，このVAのRCAについて簡単に説明する．

RCAの目的
①事故の経緯（時系列）を明らかにして，
②根本原因を探し，
③再発防止策を立案することである．

　SHELモデルや4M－4Eでは時系列情報の取り扱いが困難だが，RCAは時系列に沿って情報整理をすることができる．

RCAの実施
　医師，看護師，薬剤師，臨床工学技士，事務職員など，さまざまな職種の視点から事例を検討することが重要である．1グループは6〜7名程度で，リーダー（進行役）と書記を決め，みんなで意見を出しあいながら分析を進めていく．

　RCAを始めるには，事例を選別することが必要である．病院によっては，1年間に何百例，何千例のインシデント報告があり，すべての報告事例についてRCAを行うのはとても不可能である．そのため，RCAの対象となるのは，影響が重大なもの，そして，発生頻度が高く，放っておいたらすぐに再発してしまいそうな事例を選ぶ．

　RCAは，実際に事故が発生した後の分析と対策立案に用いられるが，演習として職員研修や学生実習などでも活用されている．

RCAの手順
● 出来事流れ図の作成
　まず，情報を時系列で整理する．報告書などの内容を一つひとつの出来事に分け，時間軸に沿って並べていく．気をつけることは，主語・述語・目的語を明確にすることである．

● 原因追究（なぜなぜ分析）
　整理した出来事の一つひとつについて，「なぜ？」→「答え」，「なぜ？」→「答え」を繰り返して原因を掘り下げていく．それを3〜5回く

らい繰り返すと根本的な原因がみえてくるといわれている.

RCAでは,個人の行動ではなく,主に組織やシステムの問題を考えるようにし,答えがヒューマンエラーになったら,さらに「なぜ？」と質問を繰り返す.なぜなら,ヒューマンエラーは原因ではなく結果だからである.「忙しかった」「見間違えた」などで終わりにせず,忙しかったなら「なぜ忙しかったのか」,見間違えたのなら「なぜ見間違えたのか」を考える必要がある.「なぜなぜ」を繰り返して,それ以上追究できなくなったら,それが根本原因の候補と考えられる.

● 因果図の作成と根本原因の確定

なぜなぜ分析によって導き出された根本原因の候補と,発生した事故(結果)との因果関係を検証しながら因果図を作成し,根本原因を確定する.

● 対策の立案

根本原因に対する改善策を立案する.

RCAの進め方

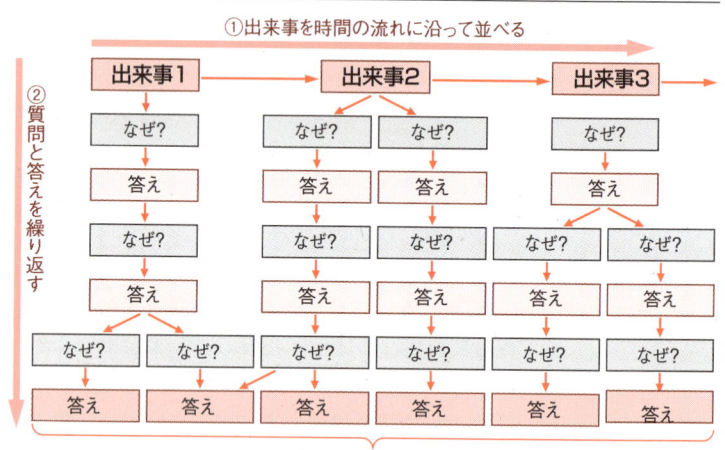

① 出来事を時間の流れに沿って並べる

② 質問と答えを繰り返す

出来事1 → 出来事2 → 出来事3

根本原因の候補

FMEA(故障モード影響分析)

　FMEA(Failure Mode and Effects Analysis:故障モード影響分析)は，製品やシステムの信頼性・安全性を分析・評価する手法で，産業界では以前から広く行われている．たとえば，製造業において何か新しい製品やシステムを導入する際に，事前に企画・設計の段階から，不具合や事故を発生させる要因を抽出し，その発生頻度や影響度を評価し点数をつける．それらの点数から，不具合や事故を防ぐための対策の優先順位を求めるという方法である．

　ところで，Failure Modeは日本語では故障モードと訳される．もちろん医療機器の故障も起こりうることだが，医療の業務プロセスのほとんどは人間の行動によるものであり，人間や機械(モノ)すべてについて考える必要がある．このため，医療システムにおけるFailure Modeを「不具合様式」とよぶことが推奨されている．

　医療現場のFMEAを行うには，たとえば注射薬の投与計画から実施までを，細かく単位業務に分け，それぞれの不具合様式とその影響を検討し，日常業務の徹底的な現状分析をする必要がある．言い換えれば，FMEAを行うことで，業務の見直しをすること自体に意義があるといえる．

　FMEAは，業務プロセスを分析してその危険度を評価することで，事故やインシデントの発生を未然に防止することが目的であり，事故発生後の分析には，RCAが適している．したがって，事故防止のためのFMEAと，発生後の再発防止のためのRCAをセットで学んでおく必要がある．

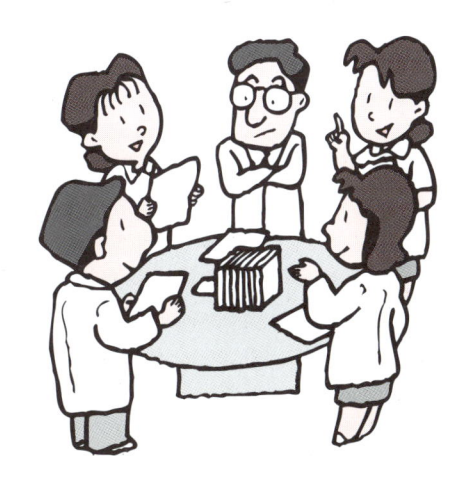

4-2 カルテレビュー

カルテの記載内容の評価によって院内報告制度では，報告されない患者に発生している出来事を把握できる．予防可能性の高い出来事に対しては，対策立案につなげることが可能である．

カルテレビューで医療の質と安全を改善する

　カルテレビューとは，カルテを精査し，記載内容を評価することで，診療記録調査やカルテ調査，チャートレビューともよばれる．カルテレビューを行うことにより，①記録の適正，②診断やケアのプロセスの適正，③予期せぬアウトカムの発生を評価できる．

　評価するための項目には下表のような項目がある．

カルテレビューによる評価項目の例

1. 記録の適性	必要な事柄（処置・手術記録，診療やケア記録など）が記載されているか？
	適切な様式で記載されているか？
	検査伝票などが忘れずに貼られているか？
	記載内容に整合性があるか？
2. 診断やケアのプロセスの適性	必要なケアが適切なタイミングで実施されているか？
	ケアは正しく実施されているか？
	不必要なケアが行われていないか？
3. 予期せぬアウトカムの発生	予期せぬ病態の変化が生じていないか？
	想定外の転帰をたどっていないか？
	患者・家族が苦情を訴えていないか？

　諸外国やわが国でカルテレビューを活用して，有害事象の発生頻度調査が行われた．これらの調査では，有害事象を「患者への意図せぬ障害（injury）や合併症（complication）で，一時的または恒久的な傷害（disability）を生じ，疾病の経過ではなく医療との因果関係（complication）が認められるもの」と定義している．

　カルテレビューによる有害事象の発生頻度調査の結果は，1999年に米国医学研究所（IOM）より公表された報告書「To Err is Human（人は誰でも間違える）」にも掲載されている．これは，ニューヨーク

州およびユタ・コロラド両州で行われた疫学調査からの推計によるもので，全米で年間44,000〜98,000人が医療上のエラーで死亡しており，その数は交通事故死者数43,458人を上回るといった内容である．

カルテレビューは，このような有害事象を把握するための疫学調査の手法として発展してきた．しかし，医療安全管理者など，自施設のカルテをレビューすることによって，不適切な記録から発生する問題への対応や院内における医療の質・安全に関する改善点を明らかにすることが可能になる．

通常，院内で患者に何らかの被害が生じていないかどうかについては，当事者から報告されたレポートで把握している．しかし，このような院内報告制度のもとでは，職員からの自発的な報告によるため，把握が必要な重大事例について報告されない可能性がある．

このような問題を抱えている施設においては，カルテレビューの活用が役に立つだろう．また，その他に，以下に示すメリットがある．

カルテレビューのメリット

1	有害事象の頻度を定期的にまとめ，予防対策の効果を検討するための客観的なモニタリングデータとして活用できる．
2	院内感染対策のためのサーベイランス等のシステムが確立していない場合，カルテレビューにより，院内感染等をモニタリングし，必要時，委員会や部門にデータを提供し，対策立案につなげられる．
3	レポートでは把握されにくい，褥瘡の発生状況等についてもモニタリングできる．
4	職員が報告しない有害事象について把握できる場合がある．
5	予防可能性が高い有害事象に関しては，RCA（根本原因分析）などの分析手法を用いて，分析を行い，予防対策立案につなげられる．
6	患者に何らかの被害が発生した有害事象のコストを算出できる．

カルテレビューの方法

病院内のスタッフがヒヤリ・ハットや有害事象を把握するために，まず，両者を下記のように定義しておこう．

医療行為や管理上の問題により発生した可能性のある，患者への意図せぬ傷害や合併症のうち

①患者の死亡が早まった
②退院時，患者に障害が残っていた
③新たに入院の必要が生じた
④入院期間が延長した
⑤濃厚な処置や治療を要した

①〜⑤のうち，1つ以上発生した事例 ➡ **有害事象**
①〜⑤のいずれにも該当しない事例 ➡ **ヒヤリ・ハット**

カルテレビューの流れ

　カルテレビューは，下図のプロセスで行われる．実施者は，訓練を積んだ医療安全管理者や質管理部門の職員，診療情報管理士，部署の医療安全管理の担当者などが望ましい．

カルテレビューの流れ

第1次レビュー

退院後調査	入院中調査
調査者が，退院後の患者の記録を閲覧	調査者が，病棟・部署を1週間に3回程度訪問し，患者の診療記録を閲覧

「スクリーニング基準」を活用して，有害事象やヒヤリ・ハットの可能性のある症例をスクリーニング．可能であれば，ヒヤリ・ハットや医療事故事例の報告書(レポート)の閲覧，インタビュー．

基準該当(＋)事例のみ第2次レビューへ

第2次レビュー

医療安全管理者，医療安全管理委員会に属する医師などが診療記録やヒヤリ・ハットや医療事故事例の報告書(レポート)を閲覧し，必要に応じてインタビューを行い，医療との因果関係，予防可能性についての評価を行う．また，ヒヤリ・ハットが重大事故に至る可能性があったかどうかについても検討を行う．

第1次レビュー

　第1次レビューには，退院後調査と入院中調査があり，入院中調査は1週間に3回程度，対象となる病棟・部署を訪問して行う．
　評価では，スクリーニング基準の「基準該当(−)」「基準該当(＋)」のどちらに該当するかを判定する．

第2次レビュー

　第1次レビューで「基準該当(＋)」の患者に対して行われる．

第1次レビューで行うスクリーニング基準

1	当該病院における診療等により生じた予定外の入院	
	調査対象入院前の当該病院における診療・処置・ケア等により生じた，予定外の入院．	
2	予定外の転棟，転院，個室管理，救急室搬送等	
	予定外の集中治療室や医療依存度の高い部署への移送や医学的理由による個室や隔離病室への移動．現在施行中の治療の継続を目的とした他院への転院．	
3	薬剤副作用	
	患者に発生したすべての薬剤副作用．	
4	与薬のトラブル	
	外来診療，入院中に生じた与薬(点滴，注射，外用・内服薬)のトラブル．処方過程でのトラブル〔指示出し(禁忌・慎重投与を遵守しない不適正処方，薬剤名・投与量の指示エラー)，指示受け〕，与薬過程でのトラブル〔投与時間，投与量，薬剤の間違い，患者誤認による投与，注射・点滴や外用・内服薬の投与経路の間違い〕が含まれる．	
5	注射・点滴の管理に関するトラブル	
	外来，入院中に生じた注射・点滴の管理に関するトラブル．点滴ラインの自然抜去，事故・自己抜去，点滴の滴下不良・急速滴下，注射・点滴中の管理に関する傷害(例：抗がん剤の点滴漏れによる皮膚組織の壊死)など．	
6	チューブの管理に関するトラブル	
	気管内チューブ，胃チューブ(NGチューブ)，経腸栄養チューブ(EDチューブ)，ドレーン，バルーンカテーテル(膀胱留置カテーテル)類，胃瘻チューブ，腸瘻チューブ，硬膜外チューブ等，チューブの管理に関連したトラブル．	
7	転倒・転落	
	病院で生じた患者の転倒・転落．	
8	褥瘡	
	病院における褥瘡の悪化あるいは新たな褥瘡の発生．	
9	誤嚥	
	患者に生じた誤嚥．	
10	療養上の世話に関するトラブル	
	患者への療養上の世話が関連して発生したトラブル．	
11	検査，処置，治療(手術以外)に関するトラブル	
	外来，入院中に生じた検査，処置，治療(手術以外)のオーダーや実施に関するトラブル．	
12	手術・麻酔に関するトラブルや手術中の出来事	
	患者に手術・麻酔に関するトラブルや手術中の臓器・組織の裂傷，穿孔，断裂，穿刺，熱傷などの出来事が発生する可能性があった，もしくは発生．手術中の術式の予定外の変更・追加．	
13	予定外の手術・処置	
	入院中に発生した予定外の手術・処置(内視鏡下の手術，心血管インターベンション，経皮的カテーテル心筋焼灼術(アブレーション)，インターベンショナル・ラジオロジー [IVR] などを含む)．	
14	院内で生じた感染	
	入院してから72時間以上経過後に，病院で罹患したと判断される感染(尿路感染症〔UTI〕，手術部位感染〔SSI〕，敗血症なども含む)．	
15	予測外の死亡，心停止，呼吸停止	
	予測外の死亡．心停止・呼吸停止(蘇生したものも含む)．低アプガースコア．	
16	医療機器に関するトラブル	
	医療機器に関するトラブル．医療機器の不適切な取り扱いや管理に関するトラブルも含まれる．	
17	その他の新たな疾患などの発生	
	疾患や外傷が患者の疾病過程のみによって生じている場合．	
18	その他の望ましくない出来事	
	他の基準に当てはまらないその他の望ましくない出来事．患者が予想外の望ましくない転帰をたどった場合や，臨床的に不安定な状態における患者の自宅への退院，医療行為や管理上の問題に関連した患者や家族の不満などが含まれる．	

4日め エラー・マネジメント（Ⅱ）

第2次レビューで行う有害事象判定の手順

第1次レビューの結果を参考にしながら，カルテを閲覧

↓

カルテ上に「患者への意図せぬ傷害や合併症」が，医療行為や管理上の問題により発生した事象の記載があるか？

- 記載あり ↓
- 記載なし → 終了

障害の種類と程度を判定
① 患者の死亡が早まった
② 退院時，患者に障害が残っていた
③ 新たに入院の必要が生じた
④ 入院期間が延長した
⑤ 本来予定されていなかった濃厚な処置や治療が新たに必要になった

- ①〜⑤のうち，1つ以上発生した事例 → 有害事象
- ①〜⑤のいずれにも該当しない事例 → ヒヤリ・ハット

↓

医療行為や管理上の問題の程度を判定
① 明らかに誤った医療行為や管理上の問題が認められる
② 明らかに誤った医療行為や管理上の問題は認められないが，医療行為や管理上の問題による
③ 明らかに誤った医療行為や管理上の問題は認められないが，医療行為や管理上の問題が原因となった可能性が高い（50％以上）
④ 明らかに誤った医療行為や管理上の問題は認められないが，医療行為や管理上の問題が原因となった可能性は低い（50％未満）

↓

予防可能性を判定
① 予防可能性は高い（50％以上）
② 予防可能性は低い（50％未満）
③ 予防は実際上困難（診療方針の変更は不要）

4-3 進む医療事故防止対策

　社会全体のIT化が進む中，医療現場も例外ではなく，IT化が医療の質の改善に大いに役立つと期待されている．では，IT化によりどのような医療事故対策がとれるのか，具体例をあげながらコストと効果を考えてみよう．

IT化なくして医療安全はない

　米国では，1993年からNII構想（National Information Infrastructure）が推進されている．全米の企業・家庭・行政機関・教育および研究機関・医療機関などを2015年までにITネットワークで接続する情報通信網構築を目標とし，国を挙げてIT化が進められている．このような動きは医療安全分野にも影響を与えている．

　1999年発行の医療事故に関する報告書『To Err is Human』（人は誰でも間違える）は，医療従事者による作業ミスの発生を前提として，医療機関全体のシステム構築・運用の必要性を提起した．さらに，構築される安全管理システムも属人的なシステムではなく，IT化されることが求められている．

抗がん剤投与量指示のIT化の例

　たとえば，抗がん剤の投与量を指示する場合を考えてみよう．従来の紙媒体による伝達から，ネットワーク化されたコンピュータによる共有・伝達のシステムに変更された場合，どのようなメリットがあるだろうか．

　IT化されたシステムでは，患者の体重や身長にあわせた投与量があらかじめ組み込まれている．そのため，閾値以上の投与量を医師が指示した場合，システムが警告を発したり，作業を次のステップに進めなくするなど，誤投与の危険性を低減できる．このように，複数の人間が連携する作業にIT化されたシステムを導入することで，人間の不注意による事故を防止することが可能となる．

　投与量を管理するシステムに閾値の入力ミスがあった場合には，誤った投与量の指示を出しても警告されず，指示が通ってしまう可能性もある．ITのみに頼らず複数の人間でIT化されたシステムを監査し，人間とIT相互の確認システムを構築することが求められる．

IT化によるコストと効果

わが国では，e-Japan構想に続いてu-Japan構想が推進されている．高速ネットワーク網の構築や電子タグ，個人認証技術の実用化は，医療分野における「遠隔医療等患者中心の医療実現」や「情報公開等による医療過誤対策」の切り札とされている．これらのインフラを利用することで，効率的かつ効果的な医療安全管理システムの構築が期待される．

医療安全管理システムをIT化するには，初期費用（システムの設計費や機材，ソフトウェア等）と運用費用が発生する．厚生労働省調査班により2005年度に実施された「医療のIT化に係るコスト調査」と「医療安全に関するコスト調査」の報告書によると，1病床当たりのシステム導入保守費用は平均約55万円程度（単年分）となっている．ただし，比較的先進的な取り組みを行っている医療機関が対象であり，施設によって約25万円〜約100万円のばらつきもみられる．小規模な施設にとって，こうした費用拠出は容易なことではないだろう．

一方，IT化による主な効果として次の点が報告されている．
- 事故が起こった場合の根本原因やその発生の仕組みなどについて分析し，それを改善方策の検討に生かす活動が始まった
- 施設のバリアフリー化や感染防止対策
- ヒューマンエラー防止システムの導入後にミスが激減した

このように，IT化された医療安全管理システムの構築は，医療機関にコストもかかるが，確実に安全性向上の効果をもたらす．システム導入を機に，業務の見直しと効果的な作業方法が開発されることにより，安全な環境で医療が提供されることは，患者・医療者ともにメリットがある．

効果が目に見えて表れてくれば，医療安全への投資を継続的に行う原動力になるだろう．

4-4 IT化の進展と限界

医療提供のあらゆる場面でIT化が進展している．医療機関内をはじめ，在宅，地域医療圏，災害時におけるIT活動の現状をみていく．

医療機関内での取り組み

総務省の『医療分野におけるITの利活用に関する検討会報告書（2007年4月）』では，医療サービス提供を4つの場面に分け，それぞれにおけるIT化の事例が取り上げられている．医療機関内では，多くの情報のやりとりが紙媒体で行われてきたが，近年では電子診療録の普及に伴い，周辺システムもIT化が進んでいる．IT化による医療安全管理や事故防止に関連するしくみも導入されている．

インシデントレポートのIT化

紙媒体で報告する仕組みから，施設内ネットワークを通じたファイルサーバーを使った報告・共有システムに移行する．IT化によってインシデント発生から報告までのタイムラグが短縮され，インシデントへの早期対処・被害拡大の防止が可能となる．また，医療安全管理者に報告される大量のインシデントレポートは，紙媒体を用いた場合より時間をかけずに統計的処理や分析が行える．

患者確認や物品確認のIT化

氏名と処方の照合，物品の在庫確認などに電子タグが利用される．たとえば，これまでの患者確認では，患者のネームバンドと点滴バッグに記載された患者名から，人の目により照合されていた．これが，患者は患者情報の入った電子タグを所持し，点滴バッグにも電子タグを貼り付け，両者の照合は携帯端末で行うことにより，機械的に照合できる．この電子タグは手術機器の管理にも利用される．

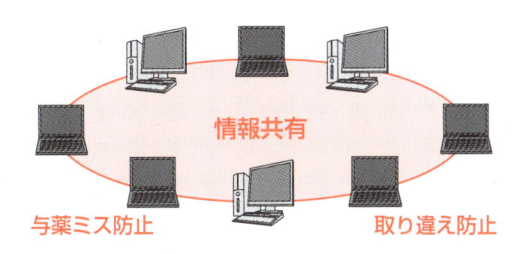

情報共有

与薬ミス防止　　　取り違え防止

日常生活圏内での取り組み

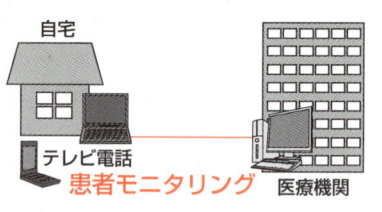

　在宅療養患者が医療機関とのコミュニケーションを行うには，実際に移動するか，電話を利用してきた．IT化により，患者の移動に伴う事故の防止や自宅にいながら，より詳細な身体情報を医療機関に伝えるシステムとして，ネットワークカメラを利用したテレビ電話やバイタルサインの自動計測と送信をするシステムなどが実用化されている．

地域連携圏での取り組み

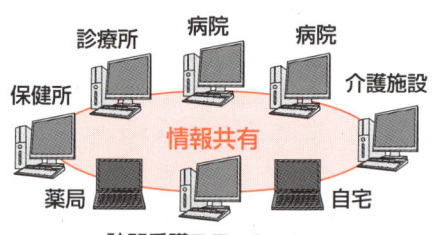

　医療機関と他の医療機関や診療所，薬局，保健所との患者情報や診療記録，看護記録，薬剤の処方等の伝達には，病院内と同様に多くの紙媒体や光学式のフィルムが使われている．これらの情報を共通の情報規格に変換してインターネットVPN(仮想の専用線網)やICカードで伝達することが進められている．医療機関や関連機関の移動を伴う患者にとっても肉体的・精神的負担が少なくなり，医療機関側も医療資源の効率化に貢献できる．

災害・救急医療での取り組み

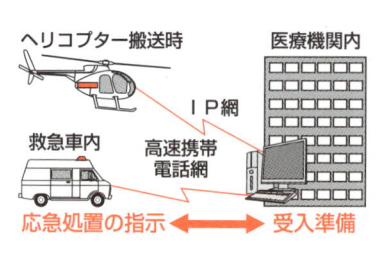

　在宅患者の支援と同様に，救急搬送の患者の移動中のリスク，搬送先医療機関への到着後のリスク低減のシステムとして，無線通信網による医療機関と救急車内を接続する仕組みがある．IT化により，患者の容態情報をモニタリングしながら，搬送先施設にも情報を送信することで，救急車内での適切な処置や搬送先との情報共有が可能となるため，搬送先の準備や救命率の向上が期待されている．

IT化の可能性と限界

大量の情報を正確に処理する必要があるもの
- 人間の活動の中でも定量的なデータの処理
- 過去に起きた事故からの予測
- 標準化された手順の共有

人による作業のほうが効率的なもの

　現時点では，対象へ大まかに照準を合わせるという作業は，人が行う方が効率的だといえる．
- 定性的なデータの処理
- 未知の事例への対応

　この分野でも，人工知能を利用した診断システム（問題の解決方法を発見しながら，新たに生じた問題を解決するしくみ）が実用化されつつある．

　したがって，効率的かつ効果的な医療安全・事故防止システムは，IT化されたシステムで根拠となる情報収集・処理を行い，その情報を基に，判断や患者への働きかけは人間が行うという重層的なシステムが求められる．

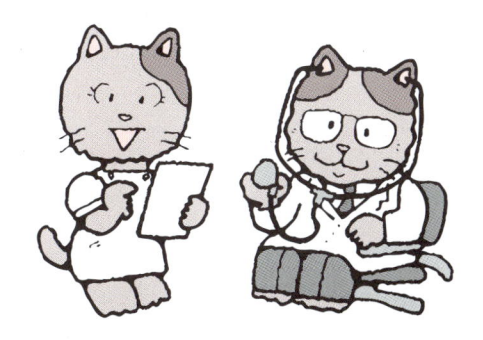

4日め エラー・マネジメント（Ⅱ） まとめ

- [ ] 事故分析の目的は，原因を追究し，再発防止策を立案することであり，その達成には正確で詳細な情報の収集と，モレのない視点で考察する必要がある
- [ ] 1972年，エドワーズによって提案されたSHELモデルは，S(Software，ソフトウエア)，H(Hardware：ハードウエア)，E(Environment：環境)，L(Liveware：人間)の4要素から構成されている
- [ ] 4M-4Eとは，Man(人間)，Machine(物・機械)，Media(環境)，Management(管理)の4MとEducation(教育・訓練)，Engineering(技術・工学)，Enforcement(強化・徹底)，Example(模範・事例)の4Eで構成された事故原因および対策の一整理方法である
- [ ] 米国では，1997年にJCAHO(現JC：Joint Commission)により，RCA(Root Cause Analysis：根本原因分析)による事例分析が義務づけられた
- [ ] 医療現場でのFMEA(Failure Mode and Effects Analysis：故障モード影響分析)の実施は，業務プロセスでの「不具合様式」とその影響を検討・分析することである
- [ ] カルテレビューは，カルテの精査，記載内容を評価することであり，診療記録調査，カルテ調査，チャートレビューともよばれる
- [ ] 第一次カルテレビューは，退院後調査と入院中調査があり，第1次カルテレビューで「基準該当(＋)」の患者に，第2次カルテレビューが行われる
- [ ] 米国では，1993年からNII構想(National Information Infrastructure)が推進され，2015年までに情報通信網のIT化が進められている
- [ ] 複数の人間で行う作業にIT化されたシステムを挟むことにより，人為的事故を防止できるメリットがある反面，入力ミスなど誤操作によるデメリットも生じる
- [ ] 2005年，厚生労働省による「医療のIT化に係るコスト調査」では，対医業費収入比で約2.6％を占めた
- [ ] 総務省2007年4月発表の「医療分野におけるITの利活用に関する検討会報告書概要」では，医療機関内，日常生活圏内，地域連携圏，災害・救急医療での取り組みが取り上げられている
- [ ] IT化は大量情報を正確に処理できるメリットがあるが，人的作業のいかなる部分をIT化できるか精査する必要がある

5日め

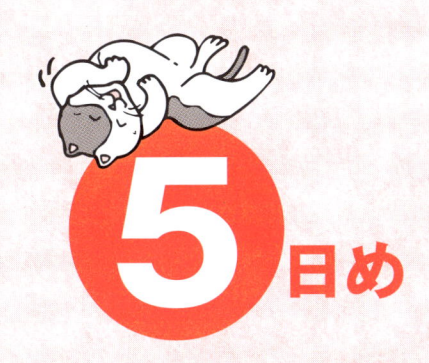

コンフリクト・マネジメント

- 医療訴訟の現状
- 患者・家族のニーズ
- 事故後の病院の取り組み

5-1 医療訴訟の現状

医療事故が起きた場合，医療訴訟に発展する可能性がある．そのため，法的な立場からも医療事故を見る必要がある．現在，医療過誤で問われる法的責任について知っておこう．

医療訴訟とは

医療行為が原因で患者に心身の障害が発生したり死亡するなどの事故を医療事故という．この事故のうち，医師，看護師等の医療従事者や医療機関の責任，すなわち過失（後述）が原因（起因性という）で発生したものを医療過誤とよんでいる．

患者が，医療過誤にあったとして医師や病院に対して損害賠償を求めて解決する方法としては，話し合いによる示談，調停の申し立て，各地域医師会の医事紛争処理委員会への申し立て，医薬品副作用被害救済給付の申請等複数ある．

医療訴訟（医療過誤訴訟ともいう）とは，これらの解決方法のうち患者が医師や病院を相手方として，金銭的補償を求めて損害賠償請求を提起した裁判を指す．

事故と過失（過誤）のとらえ方

「事故」を分類すると，法的責任を問わない「不可抗力」と，法的責任を負う「過失（過誤）」になる．

「医療過誤」は，誤った治療・誤診・誤薬投与など，医療上の過失によって患者に傷害・死亡などの事故を起こすこと．その状況により刑法・民法・行政法上の責任を問われるものをいう．

「事故」と「過失」の違いを理解し，言葉の意味を統一しておくことは，誤解や混乱を防ぎ，不幸な紛争を起こさないために必要である．

不可抗力と過失

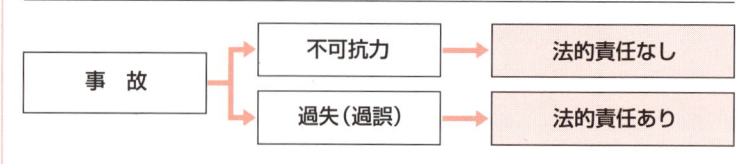

事故 → 不可抗力 → 法的責任なし
事故 → 過失（過誤）→ 法的責任あり

3つの法的責任

「過失(過誤)」は，3つの観点から法的責任を問われる．すなわち，民事(民法)，刑事(刑法)，行政(医療法・医師法・保健助産師看護師法・健康保険法など)である．法的責任を図式化すると次のようになる．

3つの法的責任

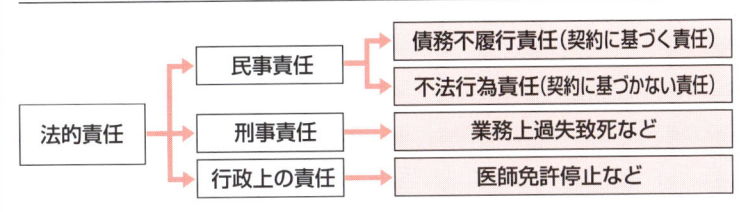

```
                  ┌─ 民事責任 ─┬→ 債務不履行責任(契約に基づく責任)
                  │            └→ 不法行為責任(契約に基づかない責任)
法的責任 ────────┼─ 刑事責任 ──→ 業務上過失致死など
                  └─ 行政上の責任 → 医師免許停止など
```

3つの法的責任が生じる場合

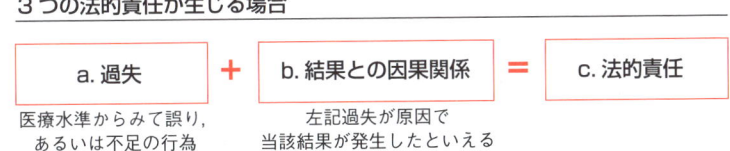

a. 過失 ＋ **b. 結果との因果関係** ＝ **c. 法的責任**

a: 医療水準からみて誤り，あるいは不足の行為
b: 左記過失が原因で当該結果が発生したといえる

$a + b = c$ → a か b のどちらが欠けても c の法的責任は発生しない．

民事責任

民事上の賠償責任(金銭の支払い)を指す．被害者が病院関係者や医療従事者個人を相手にして裁判所に提訴するもの．

現在，全国で約2,000件の訴訟が1審として進行している．この10年で毎年の新規提訴件数はほぼ倍増し，2004年には1,110件にまで達したが，ここ数年は減少している．

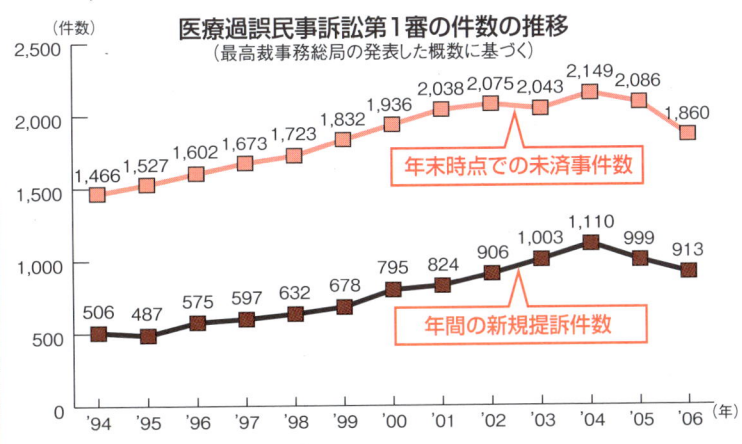

医療過誤民事訴訟第1審の件数の推移
(最高裁事務総局の発表した概数に基づく)

年末時点での未済事件数:
'94: 1,466 / '95: 1,527 / '96: 1,602 / '97: 1,673 / '98: 1,723 / '99: 1,832 / '00: 1,936 / '01: 2,038 / '02: 2,075 / '03: 2,043 / '04: 2,149 / '05: 2,086 / '06: 1,860

年間の新規提訴件数:
'94: 506 / '95: 487 / '96: 575 / '97: 597 / '98: 632 / '99: 678 / '00: 795 / '01: 824 / '02: 906 / '03: 1,003 / '04: 1,110 / '05: 999 / '06: 913

審理期間については，過去には1審で10年かかるようなケースも少なからずあったが，ここ数年は短縮傾向にあり，10年前と比べて平均で1年以上短くなっている．これは東京・大阪・名古屋などの主要な地方裁判所に，医療過誤の民事訴訟を集中的に取り扱う「医療集中部」が設置されたためである．

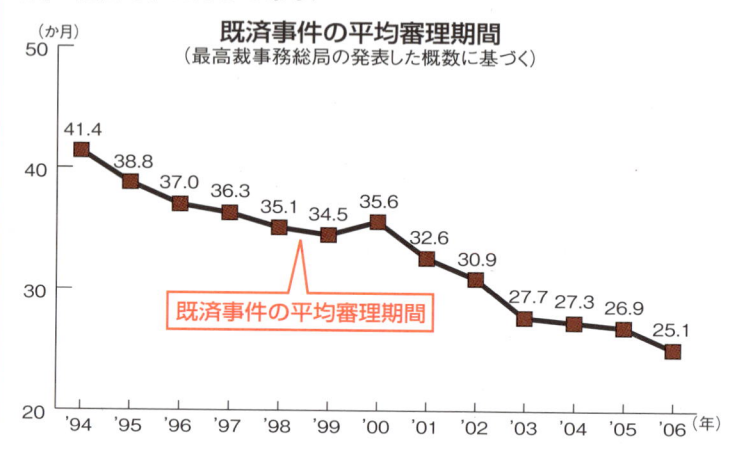

既済事件の平均審理期間
（最高裁事務総局の発表した概数に基づく）

年	か月
'94	41.4
'95	38.8
'96	37.0
'97	36.3
'98	35.1
'99	34.5
'00	35.6
'01	32.6
'02	30.9
'03	27.7
'04	27.3
'05	26.9
'06	25.1

刑事責任

　国が，加害者となった医療従事者に刑罰を加えること．警察が捜査して送検し，検察官が起訴と判断した場合は裁判所に起訴する．
　医療過誤に関する刑事事件の多くは，検察官の裁量によって起訴猶予（不起訴）になり，刑罰が科せられないまま終了することが少なくない．また，起訴の場合でも罰金を納付し手続きを終了する略式起訴が多く，裁判所の公開法廷における正式の刑事裁判は行われない．

行政上の責任

　医師や看護師等が犯罪や不正を犯したり，専門職としての品位を害した場合に，免許剝奪や一時的に資格停止処分を行うもの．医道審議会の答申に基づいて厚生労働大臣が行政処分を命ずる．被害者には申立権がない．
　今までの行政処分制度は，殺人やわいせつ行為，診療報酬の不正請求などの犯罪で刑事処分を受けた医療関係者を後から行政処分するというかたちだった．しかし，医道審議会医道分科会が先ごろ公表した処分方針では，医療過誤に対する行政処分についても言及された．
　現在，刑事事件とならなかった医療過誤に対する行政処分方針や，処分した医療関係者の再教育制度が検討されている．

5-2 患者・家族のニーズ

　医療事故は一般の紛争と異なり，訴訟といった法的手続きでは解決しない問題が残るケースが多い．また，法的追及が事故後の医療に悪影響を与えるというデメリットも存在する．こうした現状を把握しておこう．

訴訟によらない紛争解決

　医療事故が起こってしまった場合，患者側・医療側双方にさまざまな感情的混乱やお互いへの不振が生じ，それが紛争（コンフリクト）に発展することもある．医療紛争が起きないように，あるいは起きてしまった場合，医療機関にはどのような対応が求められるのだろうか．

　従来，医療事故を患者サイドから「法的」に解決を求めるための方法としては，法律家・弁護士の助けを借りて行う警察への「告訴」や，民事訴訟の提起（医療裁判）などが行われてきた．しかし，裁判による解決は事故再発のためには，限界がある．業務上過失致死の責任を問われた京都大学エタノール誤注入事件でも，大阪最高裁判決では，過誤の再発防止には直接過誤を犯したものを処罰するだけでは不十分であり，過誤を引き起こした実質的原因を解明してその防止策を検討すべきであるとしながらも，「本件過誤を引き起こした実質的原因を解明することは，この裁判所に与えられた権限を超えるものである」としている．

　また，民事・刑事責任の追及という過程では，患者・家族と医療関係者はお互いに自分の立場，すなわち過失や因果関係があるかないかだけを声高に主張せざるをえない．それだけにその過程を通じて相互不信が募り，双方が真の満足を得ることができず，疲労ないし徒労感が残る．

　そこで，このような法的手段である訴訟によらず裁判外で紛争解決する道（医療事故ADR：後述）が模索されている．

患者・家族に与える影響

　不幸にも医療事故の被害者となってしまった患者・家族は，事故によってどのような影響を受けるのだろうか．
①医療事故のように，事故被害者に責任がない場合，その心的外傷

は強まる傾向にある．
②医療事故は，患者を助けるはずの医療者から患者が傷を負わされるという点で，他の事故に比べて異例であり，患者の強烈な反応を引き起こす．
③医療事故にあった患者は苦痛の記憶に苦しみ，交通事故にあった人や死別，暴行を経験した人より，さらに重篤な心的外傷を被る．
④死が突然で，予測されなかったものであるときは，悲嘆から回復することに失敗しやすい．
⑤流産，死産，新生児死亡などの周産期の喪失を経験した母親は「子供を失った悲しみと，その悲しみを理解されないという思いで二重に傷つけられる．

このような影響を受けた患者・遺族が訴えを提起する理由についての調査は数多く行われている．

訴えを提起する患者・遺族の求め

①情報を開示してもらい，説明を受けたい．
②真相を知りたい．
③謝罪して欲しい，誠意を見せて欲しい．
④二度と事故が起こらないように，再発防止を求めたい．
⑤適切で迅速な補償をしてもらいたい．

医療事故を起こした医療者(当事者)の思い

医療事故を起こしたと医療者はどのような気持ちを抱いているのだろうか．これについては，さまざまなインタビューや文献により，おおむね次の4点にまとめられる．

①事故が生じたさまざまな要因を患者・家族に説明したい．
②真相を究明したい．
③多くの医療者は，治癒・救命できなかったことに，自責の念を抱き，できれば直接詫びたい．
④真相を究明し，二度とこのような不幸な出来事が起こらないように防止安全策を工夫したい．

このようにみていくと，患者・家族と事故当事者の思いは，意外に似ていることに気づく．

法的責任追及が医療に与える影響

　患者・家族と事故当事者の思いが似ているにもかかわらず，医療事故に対する法的責任追及が過度に求められると，次のような問題が生ずるようになる．

防衛的医療に陥る危険
①積極的防衛医療：医師が責任を逃れる目的で不必要な診断や治療をしたり，本来必要でない検査をする．
②消極的防衛医療：医学的には正しくても有害作用のリスクがあり，訴訟の可能性がある処置を避ける．

具体的な行動
①ハイリスクと思われる患者の診断を拒否する．
②訴えられる可能性の高い診療科，たとえば産科・小児科をやめる．
③ミスを人に話さない．
④過去にミスをした例と同じような患者を避ける．

医療の質の低下をまねく危険
　訴訟に巻き込まれた医療者は，同僚や患者からの孤立感を感じ，よい仕事をしたいとう意欲を奪われる．これによる離職やスタッフの入れ替わりが続けば，医療の質の低下をまねきかねない．

　このように，法的責任追及は医療者にさまざまな悪影響を及ぼすと考えられる．

　事故後の対応としては，事故に遭遇した患者・家族の実質的な思いだけでなく，事故を起こした医療従事者の思いにも沿う方向を模索し，再発防止に努める必要がある．

法的責任追及の限界

　法的責任追及は結果においても，「何が起きたのか知りたい」と願う患者・家族の思いが実現されないという問題が起きている．

刑事責任の追及における問題
①不起訴や略式起訴という経過をたどるものが多いため，詳細な事実経過が法廷で明らかにされることはまれである．
②起訴された個人の責任が問題とされるため，院内の体制不備といった組織文化的・背景的事情に焦点が当てられない．
③患者・家族は訴訟の当事者ではないので，「捜査上の秘密」であることを理由に詳細情報が開示されないことも珍しくない．

民事責任の追及における問題
①証人尋問は，生じた結果とのつながり（因果関係）のある過失を明らかにするのが目的であるため，背景事情等については争点でないとして重視されないことが多い．
②患者・家族にとって，経済的・時間的・精神的負担を要する手続きであり，提訴に至るまでの壁も小さくない．
③勝訴しても事実がすべて明らかになるわけではなく，最悪の場合，病院や医師の謝罪もなく，賠償金が振り込まれただけという例もある．

望ましい事故後の経過
　法的責任追及に限界はあるものの，すべてにおいて最悪の経過をたどるわけではない．最近では，事故を調査し，詳細な事実を患者・家族に伝え，謝罪し，再発防止の具体的取り組みの実施を通じて，患者・家族の怒りや悲しみに正面から向き合う病院もまれではなくなっている．

　なかには，民事訴訟に至る以前にていねいな説明と再発防止努力の約束がなされた例や，民事訴訟に至ったが訴訟過程で病院が非を認めて再発防止の努力を誓った例もある．また，患者・家族と医療従事者が直接対面し，事情説明と謝罪をして，患者・家族がそれを受け入れた例もある．

　同じように法的責任が問題になっても，最悪の結末を迎える場合もあれば，それなりに満足のいく結論に達する場合もある．これは，つまり法的責任を強制するだけでは，患者・家族が本当に望むものを得られないことを示唆している．

　「事実を知りたい・謝罪を得たい・医療を安全にしてほしい」という患者・家族の真の願いは，病院からの自発的な取り組みがあってこそ実現するものばかりである．

ADR（裁判外紛争解決）

ADR（Alternative Dispute Resolution）は裁判外紛争解決という意味をもつ．「裁判外」であればほぼすべての紛争手続きが含まれるため，多様な理念や発想に基づくADRが存在する．医療事故ADRには2つの考え方がある．

ADRの2つの理念

● 裁判準拠型ADR

医療訴訟は多大な時間やコストを要するため，訴訟に踏み切れない患者・家族がたくさんいる．そこで，裁判や法的解決こそが本来あるべき適正な解決方法であり，手続きを簡略化することによって，それをより広く普及・浸透させよう，という考えによる．限定された争点のみが議論される点は，裁判と変わりないことから，裁判準拠型ともいわれる．

● 対話自律型ADR

裁判や法的解決では達成しえない目的や満たしえない当事者のニーズのために，自由で柔軟なスタイルでより積極的に応えていこうとすることを理念とする．事故再発予防策について医療機関と患者・遺族側が協議するなど，柔軟で将来志向的な解決が可能となる．この場合，第三者ないし医療機関によって最低限の手続きを整備し，そこでの解決内容は違法でないかぎり当事者の自律と創造に委ねられることが必要である．

ADRによる紛争解決の仕組み

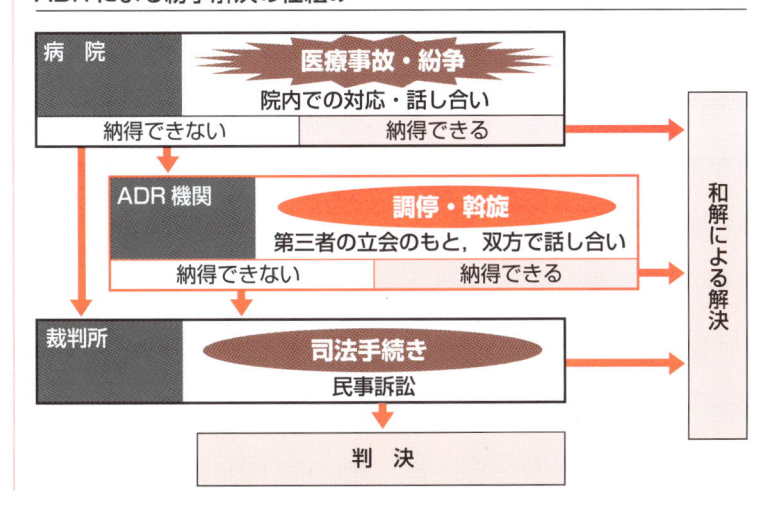

病院：医療事故・紛争 — 院内での対応・話し合い
- 納得できる → 和解による解決
- 納得できない ↓

ADR機関：調停・斡旋 — 第三者の立会のもと，双方で話し合い
- 納得できる → 和解による解決
- 納得できない ↓

裁判所：司法手続き — 民事訴訟 → 判決

患者と社会が求める医療事故ADRの方向性

　民事訴訟の増加は，防衛医療の傾向を強めるなど医療崩壊をもたらす大きな要因である．そのため，判例をベースに法的解決をより簡易迅速に浸透させようとする裁判準拠型ADRは，表向きの理念はよくても，実は法的権威を患者・医療者双方に上から押しつける権力的なシステムになりかねないという危惧もある．また，対話で再発防止など将来に向けた解決を得て事故の悲しみを受容し，乗り越えようという患者・家族や医療者の強いニーズに応えられない．

　これに対して，対話自律型ADRは双方のニーズに合った機能的な方法であり，患者・家族と医療者の関係を事故被害を超えてつなぐ有意義な効果をもたらすものと考えられる．

　医療事故ADRの領域では，法律家の抽象的正義志向ではなく，当事者の視点からとらえていくことが重要である．

医療メディエーション

　医療ADRの導入が求められるなか，それが裁判を回避するためだけのものであっては，患者・家族の理解を得ることは到底できないだろう．そこで注目されるのが，医療メディエーターの役割である．一般に，メディエーターはあくまでも当事者自身による自主的な合意形成を促進する役割で，「調停」のように「調停案」を提示したり，説得や評価をするものではない．

院内メディエーター

　院内で患者と医療者の対話促進・関係再構築を支援する．院内での苦情を受けたときや事故後の初期対応の際に，患者側と医療側の対話の橋渡しをする役目である．法律的な解決にはかかわらない．院内スタッフではあるが，中立的な視点で，患者に寄り添い，医療機関の真摯な対応を促進するという姿勢が求められる．

院外メディエーター

　院内メディエーターは，ときに患者・家族から病院内の職員として，公平さを疑われることがある．そのような場合，院外の第三者が介入して中立的にかかわることにより，対話の促進を支援する役目である．

新葛飾病院での試み

　新葛飾病院（東京都葛飾区）では事故被害者を招いて院内研修会で講演してもらうなど，患者・家族の声を積極的に取り入れている．2004年には，事故被害者を専任セーフティマネジャーとして配置し，患者・家族からの苦情にも対応している．また，彼女が院内メディエーターなり，外部の法律家が院外メディエーターとして共同で患者・家族からの苦情の聴き取りをするという試みを行っている．

　トラブルのあった患者・家族と医療者が一堂に会して話し合う場を設け，両メディエーターがその間での対話の橋渡しを行うというものである．

院内メディエーターの役割

①病院内で医療者が相談しやすい雰囲気をつくる
②病院内で患者・家族が相談しやすい雰囲気をつくる
③医療者・患者・家族からの相談・苦情等をしっかり聴く
④双方の了解を得て，他方にその内容をしっかりと伝え，お互いの立場の理解を促す（この過程は，調停が行われる事例については必須ではない）
⑤双方の話をしっかり聴くことをとおして信頼を得，対話を促進させる
⑥双方の要望や予定等を聴いて，対話の場のセッティングを行う
⑦常時，院内の管理職や顧問弁護士，および院外調停人と頻繁に連絡をとり，患者・家族や医療者にとって無理のない，対話に向けての支援がなされているかのモニタリングを行う

院外メディエーターの役割

①院内メディエーター・院内の管理職と，常時情報を交換し，適時にアドバイスできる体制をつくる
②医療者・患者・家族からの相談・苦情等をしっかり聴く
③双方の話をしっかり聴くことをとおして信頼を得，対話を促進させる
④院内調停人と協力して，対話の場の運営を行う
⑤終了後にも，院内調停人と協議をしてフォローアップを行う
⑥個人情報を保護しながら，これらを，いわば「紛争ヒヤリ・ハット」として院内に還元し，今後のコミュニケーション改善に役立たせる

5-3 事故後の病院の取り組み

　ここでは，医療事故後に病院がどのような取り組みを行ったのか，今，医療界でどのような取り組みがなされているのかを，医療事故防止につながった事例も含め，簡単にまとめよう．

委員会発足で事故究明・再発防止をはかる

　1999年の横浜市立大学医学部附属病院で起きた肺手術と心臓手術の患者取り違え事故は，初めて医療事故を外部委員で調査・検査・公開した事例として病院側の積極的な態度が高く評価されている．この事故調査委員会の報告書はインターネットで公開されている．

　また，2000年の京都大学医学部付属病院エタノール誤注入事故では，京大職組病院支部が「医療事故再発防止委員会」を発足させた．同委員会は機関誌で事故当時の職場や裁判の様子を広く知らせ，事故の風化を防ぐためにシンポジウムや討論会で再発防止を防ごうと広く呼びかけている．さらに，外部委員を交えた再調査を病院に要望する取り組みにも協力している．

　2001年に起きた東京女子医科大学病院の人工心肺装置不具合による患者死亡事故では，同病院で手術を受けた患者・家族で組織する「東京女子医大患者連絡会」が組織され，第三者を加えた医療事故調査検討委員会を発足．病院側と患者側が共同で調査を行い，医療紛争解決に役立つ新しい取り組みとして注目されている．

多くの病院が始めた事故後の取り組みとは

　こうして医療事故を起こした病院が個々に医療事故防止に努める一方，1999年発足した「医療事故防止方策の策定に関する作業部会」など，多くの委員会や病院が医療事故防止への取り組みを行っている．その中でポイントとなる取り組みをあげてみよう．

医療事故調査の徹底
- 第三者である外部委員を含めた委員会を発足させる．
- 事故の表面的な原因を分類して終わるのではなく，対策につながる真の原因究明をする．

患者・家族と向き合う
- 医療事故等が発生した場合は，速やかに事実を説明する．

- 説明は他の医療従事者を同席させて複数で行い，診療記録に残す．
- 病院側の過誤が重大かつ明白であれば，責任者が率直に謝罪する．
- 患者・家族の悲しみや怒りなど心の傷を拡大させないように，過度な防衛態度は慎み，相手の心情を思いやる対応をする．

具体的な再発防止策の展開
- 事故防止委員会の設置やリスクマネジャーを任命する．
- すべての医療現場において，患者の立場に立った総点検をする．
- 医療事故やヒヤリ・ハットの情報収集をしやすくしたり，報告書を現場にフィードバックして，再発防止への意識を高める．
- 医薬品・医療材料等の管理や取扱いを改善する．

事故を風化させないための教育・研修
- 医療事故や訴訟に関する講演会を開き，意識啓発を行う．
- 医療事故防止に関する系統的な学習会を行う．
- 医療安全管理者を，院内研修や各種団体が主催する専門的な研修会にも積極的に参加させる．
- 職種間の横断的つながりを強化するため，多職種が合同で医療事故事例検討を行う研修を開催する．

上記以外にも多岐にわたり，医療事故防止への取り組みが続けられている．

問題医療用具改善につながった東海大学の医療事故

一つの医療事故への取り組みが，ある医療器具による医療事故防止のための世界初の統一規格基準をつくった事例もある．2000年4月，経腸栄養ラインと輸液ラインの接続部分が同じ規格であったために誤接続が可能となり，輸液ラインに内服薬を投与された患者が死亡した東海大学病院の医療事故である．

事故の翌月に「医薬品・医療用具等関連医療事故防止対策検討会」が設置され，8月末には国内共通の規格基準ができるという，迅速な取り組みがされている．

誤接続防止システムは，注入チューブの接続部に栄養剤投与専用の太いコネクタシステムを採用，接続部の形と色を変えることで輸液ラインとの誤接続を防いでいる．

国立病院機構九州ブロックの取り組み

　国立病院機構九州ブロック事務所は，2004年度から医事紛争発生時に患者側との対応を第三者的立場から審議する医療事故調停委員会を設置し，2か月に1回定期的に開催．翌年からは，重大事故例や警鐘的な事例に対して，第三者的立場で事故検証をする拡大医療安全管理委員会を開催している．

　医療事故が起こった場合，事故が発生した病院の病院長から依頼を受け，下図のように医療安全体制により専門委員が選定され，最新の資料を準備し，事案を医学的および法的立場から厳正に検証し，報告される．

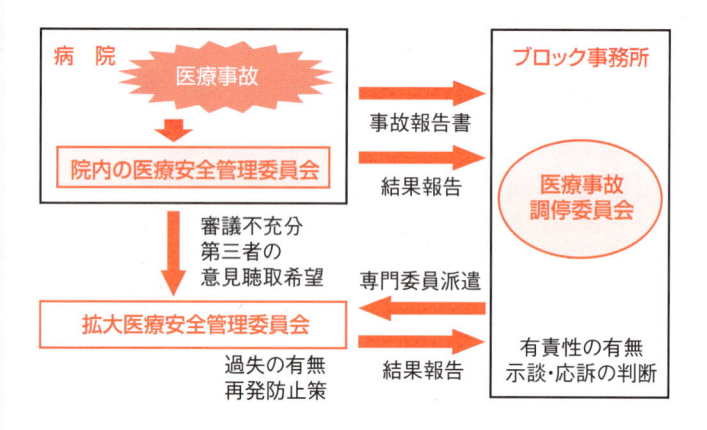

```
病　院                                    ブロック事務所
  ┌─────────────┐                      ┌─────────────┐
  │  医療事故    │    事故報告書          │              │
  │     ↓       │  ──────────→          │   医療事故    │
  │ 院内の医療   │    結果報告            │  調停委員会   │
  │ 安全管理委員会│  ──────────          │              │
  └─────────────┘                      │              │
       ↓  審議不充分                     │              │
           第三者の                       │              │
           意見聴取希望   専門委員派遣     │              │
  ┌─────────────┐  ←──────────          │              │
  │ 拡大医療安全 │    結果報告            │              │
  │ 管理委員会   │  ──────────→          │  有責性の有無 │
  └─────────────┘                      │  示談・応訴の判断│
    過失の有無                           └─────────────┘
    再発防止策
```

　拡大医療安全管理委員会で審議された内容を病院が患者側にていねいに説明することで訴訟に至らずに解決することも多く，九州ブロック内の医療事故紛争件数は減少している．さらに九州ブロック内の病院はそこで得た教訓を共有し，類似事故防止をはかっている．

　拡大医療安全管理委員会は，主に国立病院機構の職員で審議している．そのため真の第三者機関とはいえないが，審議を厳正に行うことで第三者機関と同様の効果を得ている．また，まったくの第三者機関に依頼した場合，結論までに長期間を要するのに対し，拡大医療安全管理委員会は病院の要請があってから通常1～3か月という短さである．このメリットは大きく，拡大医療安全管理委員会による対応が医療紛争解決に実用的な方法といえる要因だろう．

医療事故：真実説明・謝罪マニュアル

　一方，米国では，2006年3月にハーバード大学の関連教育病院16施設で，「医療事故が起こったときは患者・家族に真実を説明し，ミスがあった場合は素直に謝罪すべきである」という内容の「医療事故：真実説明・謝罪マニュアル」を発刊した．このマニュアルは，東京大学医療政策人材養成講座の有志によって翻訳され，インターネット上で公開されている(http://www.stop-medical-accident.net/html/manual_doc.pdf)．

　このマニュアルでは，「隠さない，逃げない，ごまかさない」を原則とし，「ミスを認め，謝罪することで，逆に相互不信の象徴である法廷闘争が避けられる」と強調している．

　わが国でも，2007年8月に全国で52の社会保険病院を運営する全国社会保険協会連合会が，医療事故が起きた際，このマニュアルをグループ病院で実施することを決めたと発表している．

　このほかにも，本マニュアルを参考としている病院が増えてきており，今後，これらの動きは，少しずつ広がっていくものと考えられる．

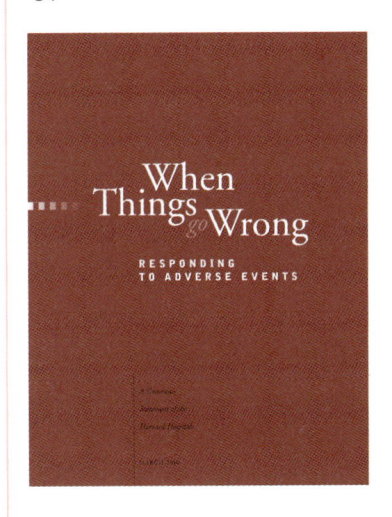

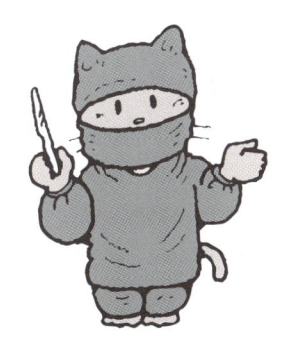

5日め コンフリクト・マネジメント まとめ

- □ 医療訴訟とは，医師，看護師等の医療従事者・医療機関の責任で発生した医療過誤に対し，その解決方法として患者・家族が金銭的補償を求めて損害賠償請求を提起した裁判を指す
- □ 事故には，法的責任を問われない「不可抗力」と，法的責任を負う「過失（過誤）」がある
- □「過失（過誤）」は，民事（民法），刑事（刑法），行政（医療法・医師法・保健師助産師看護師法・健康保険法など）の3つの観点から法的責任を問われる
- □ 訴訟を提起する患者・家族は，「情報の開示，説明」「真相」「誠意ある謝罪」「再発防止」「補償」を求める
- □ 医療事故の当事者は，「患者・家族への説明」「真相の究明」「直接の謝罪」「事故防止安全策」の気持ちを抱いており，患者・家族と当事者の思いは，意外と似ている
- □ 過度の法的責任追及は，責任逃れを目的とした不必要な診断・治療を行う「積極的防衛医療」や，訴訟の可能性がある処置を避ける「消極的防衛医療」の問題を生じる
- □ 法的責任追及は，結果において患者・家族の思いが実現されないという限界があるが，最近は正面からこの問題解決に取り組む病院も，まれではない
- □ 医療事故ADR（Alternative Dispute Resolution：裁判外紛争解決）には，裁判準拠型ADRと対話自律型ADRの2つの理念がある
- □ 院内での患者と医療者の対話促進・関係再構築を支援するのが「院内メディエーター」で，院外の第三者が介入して中立的にかかわるのが「院外メディエーター」である
- □ 重大な医療事故を経験したいくつかの大学病院で，事故後の究明・再発防止をはかる委員会が設置された．また，医療事故調査の徹底，患者・家族との向き合い，具体的な再発防止策の展開，事故を風化させない教育・研修に力が注がれている
- □ 経腸栄養ラインと輸血ラインの誤接続事故から，医療用具改善につながった
- □ ハーバード大学の「医療事故：真実説明・謝罪マニュアル」は，現在日本のいくつかの医療機関でも参考にされている

基本用語に関する諸定義

巻頭では本書における用語の定義を示したが，厚生労働省のほか医療関係団体等の示す定義は異なる．このため，自施設においては，どのような定義で職員に報告を求めるのかについて明確に示す必要がある．また管理者はこのような定義の違いについて認識しておくことが求められるであろう．ここでは，現在使用されている代表的な定義について，出典を示しながら紹介する．

医療安全

医療安全について明確な定義はない．「患者の安全」を主に論じているときは，「患者安全」を用いるか，あるいは「医療安全」と「患者安全」を同義として「医療安全」が使われている場合が多いと思われる．一方で，医療従事者など患者以外も対象に含めた安全管理活動について言及する際には，「医療安全」の用語を用いて，「患者安全」と使い分けている場合がある．なお，医療安全に関する研究において，著名な学者であるVincentは，患者安全を「医療の過程で生じる有害アウトカムあるいは傷害の回避，予防，改善」と定義している[※1]．

医療事故

医療が関連して何らかの被害が発生した場合には，医療事故と呼ばれている．

医療事故の定義は，「医療との因果関係」，「含める対象」，「事象の影響レベル（表1）」，「過失の有無」の観点から相違がみられる（表2）．

表1 影響のレベル

レベル	傷害の継続性	傷害の程度	
レベル0	なし		エラーや医薬品・医療用具の不具合がみられたが，患者には実施されなかった
レベル1	一過性		患者への実害はなかった（何らかの影響を与えた可能性は否定できない）
レベル2	一過性	軽度	処置や治療は行わなかった（患者観察の強化，バイタルサインの軽度変化，安全確認のための検査などの必要性は生じた）
レベル3a	一過性	中等度	簡単な処置や治療を要した（消毒，湿布，皮膚の縫合，鎮痛薬の投与など）
レベル3b	一過性	高度	濃厚な処置や治療を要した（バイタルサインの高度変化，人工呼吸器の装着，手術，入院日数の延長，外来患者の入院，骨折など）
レベル4a	永続性	軽～中等度	永続的な障害や後遺症が残ったが，有意な機能障害や美容上の問題は伴わない
レベル4b	永続性	中度～高度	永続的な障害や後遺症が残り，有意な機能障害や美容上の問題を伴う
レベル5	死亡		死亡（原疾患の自然経過によるものを除く）

※不可抗力，過失によるもの，予期せぬ事態を含む
　影響レベルに関係なく，①患者間違い，輸血間違いは，状況報告に該当する

基本用語に関する諸定義

表2 定義の比較

	旧厚生省(リスクマネージメントマニュアル作成指針)※2	国立大学医学部附属病院医療安全管理協議会※3	国立病院・療養所における医療安全管理のための指針※4
定義	医療に関わる場所で，医療の全過程において発生するすべての人身事故． ◎死亡，生命の危険，病状の悪化等の身体的被害及び苦痛，不安等の精神的被害が生じた場合． ◎患者が廊下で転倒し負傷した事例のように，医療行為とは直接関係しない場合． ◎患者についてだけでなく，注射針の誤刺のように，医療従事者に被害が生じた場合．	①「医療側に過失があり」， ②「患者に一定程度以上の傷害があり」， ③「①と②に因果関係がある」もの．	医療に関わる場所で医療の全過程において発生する人身事故一切を包含．
含める対象	患者，医療従事者	患者	患者，医療従事者
医療との因果関係	医療行為とは直接関係しない場合も含む	医療との因果関係があるもの	医療行為とは直接関係しない場合も含む
過失の有無	過失の有無を問わない	過失があるもの	過失の有無を問わない
事象のレベル	死亡，生命の危険，病状の悪化等の身体的被害及び苦痛，不安等の精神的被害が生じた場合	一定程度以上の影響が発生したもの．表1のレベルで3b以上．	人身事故一切が含まれる．

アクシデント

前述のさまざまな医療事故の定義のもと，医療事故をアクシデントと呼ぶ場合が多い．ただし，過失の有無を問わないで患者に傷害が発生したものを「アクシデント」，過失によって患者に傷害が発生したものを「医療事故」として使い分けている施設もある．なお，アクシデントに含める「傷害のレベル」についても施設によって違いがある．

ヒヤリ・ハット

冒頭(p.4)に示した定義と同様．なお，(財)日本医療機能評価機構で実施されている「ヒヤリ・ハット事例収集・分析・提供事業」では，下記の事例をヒヤリ・ハットとして収集している．ただし，この事業では，患者に被害が生じなかったヒヤリ・ハット事例に加え，軽微な処置・治療を要した事例も対象に含めているのが特徴である．

①誤った医療行為等が，患者に実施される前に発見された事例
②誤った医療行為等が実施されたが，結果として患者に影響を及ぼすに至らなかった事例
③誤った医療行為等が実施され，その結果，軽微な処置・治療を要した事例

インシデント

　インシデントについても統一された定義はないが，前述のヒヤリ・ハットとほぼ同義とする場合が多い．すなわち，患者の診療やケアなどにおいて，過失の有無は問わずに，傷害をもたらす危険性があった事例，あるいは傷害が発生した事例を「インシデント」として定義し，患者に実害がなかったレベルから中等度の傷害(表1参照，レベル0〜レベル3aが該当)を含む場合が多い．

　一方，医療事故(アクシデント)も含める場合もあり，この場合には，患者に実害がなかったレベルから死亡(表1参照，レベル0〜レベル5)のすべてが含まれる．なお，患者に実害がなかったレベルから中等度の傷害(表1参照，レベル0〜レベル3a)とする場合もある．また，対象として，患者だけでなく，医療従事者を含める場合もある．

医療過誤

　「医療事故の一類型であって，医療従事者が，医療の遂行において，医療的準則に違反して患者に被害を発生させた行為」[2]

医療紛争

　医療事故の発生に伴って生じる人間関係のもつれ[5]．

　医療紛争(medical dispute)とは，医療事故を巡る争い，コンフリクト(conflict)が顕在化した状態をいい，この究極の姿が医療裁判・訴訟である[6]．コンフリクトとは，意見や利害，価値が対立し，葛藤する状況を指す[7]．

　なお，民事上の紛争解決手続きとして，①裁判外の和解(示談：医療側・患者側双方が一定条件に合意)，②調停(裁判官のほかに一般市民から選ばれた調停委員二人以上が加わって組織した調停委員会が当事者の言い分を聴き，必要があれば事実も調べ，法律的な評価を基に条理に基づいて歩み寄りを促し，当事者の合意によって実情に即した解決を図る)[8]，③訴訟(損害賠償を求める法的な訴え)がある．

基本用語に関する諸定義

医療安全管理者

厚生労働省の指針※9では，「各医療機関の管理者から安全管理のために必要な権限の委譲と，人材，予算およびインフラなど必要な資源を付与されて，管理者の指示に基づいて，その業務を行う者．」と定義されている．

しかし，わが国では，病院管理者からの権限の委譲や資源の付与にかかわらず，医療安全管理を担当している者を医療安全管理者と呼んできた経緯がる．このため，上記の定義とは異なっていても，医療安全管理者という用語が使われている．また医療安全管理者の同義語として，リスクマネジャー，セーフティマネジャーという用語が使われる場合もある．なお，病院の危険・危機管理と患者安全業務を分け，「リスクマネジャー」と「セーフティマネジャー」を使い分けている施設もある．

参考・引用文献

1. Charles Vincent著，池田俊也監訳：患者安全学入門，p.18，エルゼビア・ジャパン，2007年
2. 旧厚生省「リスクマネージメントマニュアル(平成12年8月22日)」
   http://www1.mhlw.go.jp/topics/sisin/tp1102-1_12.html
3. 国立大学医療安全管理協議会
   http://www.medsafe.net/contents/recent/35guideline.html
4. 国立病院・療養所における医療安全管理のための指針
   http://www.mhlw.go.jp/topics/bukyoku/isei/i-anzen/1/torikumi/naiyou/manual/index.html
5. 日本病院管理学会監修：医療安全用語事典，p.7，エルゼビア・ジャパン，2004年
6. 稲葉一人：医療・看護　過誤と訴訟(第2版)，p.5，メディカ出版，2006
7. 和田仁孝他：医療コンフリクト・マネジメント，p.9，シーニュ，2006
8. 裁判所：民事調停
   http://www.courts.go.jp/saiban/syurui/minzi/minzi_04_02_10.html
9. 厚生労働省「医療安全管理者の業務指針および養成のための研修プログラム作成指針(平成19年3月)」
   http://www.mhlw.go.jp/topics/bukyoku/isei/i-anzen/houkoku/dl/070330-2.pdf

INDEX

和文

あ行

アセスメントスコアシート・・・・・・・・・・59
安全使用推進室・・・・・・・・・・・・・・・・・・16
医師法21条・・・・・・・・・・・・・・・・・・・・・42
異状死・・・・・・・・・・・・・・・・・・・・・・・・・42
医療安全管理委員会・・・・・・・・・・・・・・27
医療安全管理室・・・・・・・・・・・・・・・・・・31
医療安全管理者・・・・・・・・・・・・・・・・・・31
医療安全管理者の業務指針・・・・・・・・・72
医療安全管理体制未整備減算・・・・・・・30
医療安全推進室・・・・・・・・・・・・・・・・・・16
医療安全推進担当者・・・・・・・・・・・・・・32
医療安全対策加算・・・・・・・・・・・・・・・・30
医療安全対策検討会議・・・・・・・・16, 17
医療安全対策ネットワーク整備事業・・・14
医療安全調査委員会・・・・・・・・・・・・・・42
医療安全パトロール・・・・・・・・・・・・・・38
医療安全ラウンド・・・・・・・・・・・・・・・・38
医療過誤・・・・・・・・・・・・・・・・・・・・・・・90
医療過誤訴訟・・・・・・・・・・・・・・・・・・・90
医療事故：真実説明・謝罪マニュアル・103
医療事故情報収集等事業要綱・・・・・・・18
医療事故報告制度・・・・・・・・・・・・・・・・43
医療訴訟・・・・・・・・・・・・・・・・・・・・・・・90
医療メディエーション・・・・・・・・・・・・・98
院外メディエーター・・・・・・・・・・・・・・98
インシデント対応・・・・・・・・・・・・・・・・53
インシデント報告経路・・・・・・・・・・・・・53
インシデントレポート・・・・・・・・36, 52
インシデントレポートのIT化・・・・・・・85
院内メディエーター・・・・・・・・・・・・・・98
過誤・・・・・・・・・・・・・・・・・・・・・・・・・・・90
過失・・・・・・・・・・・・・・・・・・・・・・・・・・・90

か行

カルテレビュー・・・・・・・・・・・・・・・・・・78
患者安全推進年・・・・・・・・・・・・・・・・・・16
患者確認や物品の確認のIT化・・・・・・・85
危険予知トレーニング・・・・・・・・・・・・・67
救急カート・・・・・・・・・・・・・・・・・・・・・39
行政上の責任・・・・・・・・・・・・・・・・・・・92
緊急時対応マニュアル・・・・・・・・・・・・・41
緊急蘇生（SOS）システム・・・・・・・・・・41
警察への届け出・・・・・・・・・・・・・・・・・・42
刑事責任・・・・・・・・・・・・・・・・・・・・・・・92
コードブルー・・・・・・・・・・・・・・・・・・・41
故障モード影響分析・・・・・・・・・・・・・・77
コンフリクト・・・・・・・・・・・・・・・・・・・93
根本原因分析・・・・・・・・・・・・・・・72, 75

さ行

裁判外紛争解決・・・・・・・・・・・・・・・・・・97
裁判準拠型ADR・・・・・・・・・・・・・・・・・97
社会心理的特性・・・・・・・・・・・・・・・・・・46
スリップ・・・・・・・・・・・・・・・・・・・・・・・46
生理的特性・・・・・・・・・・・・・・・・・・・・・46
セーフティマネジャー・・・・・・・・・・・・・33
訴訟によらない紛争解決・・・・・・・・・・・93

た行

第一報・・・・・・・・・・・・・・・・・・・・・・・・・41
退役軍人病院の患者安全センター・・・・75
第五次医療法改正・・・・・・・・・・・・・・・・28
対話自律型ADR・・・・・・・・・・・・・・・・・97
デメリット（IT化の）・・・・・・・・・・・・・83
転倒・転落・・・・・・・・・・・・・・・・・・・・・59
転倒・転落アセスメントスコアシート 59, 60
転倒・転落の説明書・・・・・・・・・・・59, 61

な行

内服与薬・注射のエラー・・・・・・・・・・・57
日本医療機能評価機構・・・・・・・・・20, 42
認知的特性・・・・・・・・・・・・・・・・・・・・・46

は行

ハーバード大学の取り組み・・・・・・・・103

109

INDEX

ハインリッヒの法則 ・・・・・・・・・・・・・・・・・・51
人は誰でも間違える ・・・・・・・・・・・・・・・・・8
ヒヤリ・ハット事例収集事業 ・・・・・・・・14
ヒヤリ・ハットマネジャー ・・・・・・・・・・・33
ヒューマンエラー ・・・・・・・・・・・・・・・・・・46
ヒューマンファクター工学 ・・・・・・・・・・48
フールプルーフ ・・・・・・・・・・・・・・・・・・・49
フェールセーフ ・・・・・・・・・・・・・・・・・・・49
不可抗力 ・・・・・・・・・・・・・・・・・・・・・・・・90
不具合様式 ・・・・・・・・・・・・・・・・・・・・・・77
紛争 ・・・・・・・・・・・・・・・・・・・・・・・・・・・・93

ま行

ミステイク ・・・・・・・・・・・・・・・・・・・・・・・・47
民事責任 ・・・・・・・・・・・・・・・・・・・・・・・・91
メリット(IT化の) ・・・・・・・・・・・・・・・・・・83

ら行

ラプス ・・・・・・・・・・・・・・・・・・・・・・・・・・・47
離床センサー ・・・・・・・・・・・・・・・・・・・・62
リスクマネジメント部会 ・・・・・・・・・・・・33

数字・欧文

3つの法的責任 ・・・・・・・・・・・・・・・・・・91
4M－4E ・・・・・・・・・・・・・・・・・・・・72, 74
4M－4Eマトリックス表 ・・・・・・・・・・・・74
ADR ・・・・・・・・・・・・・・・・・・・・・・・・・・・97
Alternative Dispute Resolution ・・・・・・・97
Building a Safer Health System ・・・・・・・8
E(Environment, 環境) ・・・・・・・・・・・・73
Education(教育・訓練) ・・・・・・・・・・・・74
e-Japan構想 ・・・・・・・・・・・・・・・・・・・・84
Enforcement(強化・徹底) ・・・・・・・・・・74
Engineering(技術・工学) ・・・・・・・・・・74
Example(模範・事例) ・・・・・・・・・・・・・74
Failure Mode and Effects Analysis ・ 72, 77
FMEA ・・・・・・・・・・・・・・・・・・・・・72, 77
H(Hardware, ハードウェア) ・・・・・・・・73

Hospitai Social Responsibility ・・・・・・・21
Institute of Medicine ・・・・・・・・・・・・・・・8
IOM ・・・・・・・・・・・・・・・・・・・・・・・・・・・・8
Japan Council for Quality Health Care・20
JCQHC ・・・・・・・・・・・・・・・・・・・・・・・・20
KYT ・・・・・・・・・・・・・・・・・・・・・・・・・・・67
KYT基礎4ラウンド法 ・・・・・・・・・・・・・67
L(Liveware, 人間) ・・・・・・・・・・・・・・・73
m(management, 管理) ・・・・・・・・・・・・73
Machine(物・機械) ・・・・・・・・・・・・・・・74
Man(人間) ・・・・・・・・・・・・・・・・・・・・・74
Management(管理) ・・・・・・・・・・・・・・・74
Media(環境) ・・・・・・・・・・・・・・・・・・・・74
m-SHELモデル ・・・・・・・・・・・・・・・・・73
P(Patient, 患者) ・・・・・・・・・・・・・・・・・73
P-mSHELLモデル ・・・・・・・・・・・・・・・73
RCA ・・・・・・・・・・・・・・・・・・・・・・・72, 75
Root Cause Analysis ・・・・・・・・・・72, 75
S(Software, ソフトウェア) ・・・・・ 73
SHELモデル ・・・・・・・・・・・・・・・・72, 73
To Err is Human ・・・・・・・・・・・・・・・・・・8
u-Japan構想 ・・・・・・・・・・・・・・・・・・・・84
VA-NCPS ・・・・・・・・・・・・・・・・・・・・・・75
Veterans Affairs National Center for
Patient Safety ・・・・・・・・・・・・・・・・・・・75

参考文献

1) Institute of Medicine：To Err is Human：Building a Safer Health System, 2000.
2) 厚生労働省：患者誤認事故防止方策に関する検討会報告書．平成11(1999)年5月．
3) 日本看護協会：2006年(1/1〜12/31)に報道された看護職が関与した医療事故の概要．看護職が関与した医療事故報道について．
4) 厚生労働省：医療安全対策ネットワーク整備事業(ヒヤリ・ハット事例収集等事業)．2001.10.
5) 財団法人日本医療機能評価機構：医療事故情報収集等事業，医療事故情報収集等事業要綱，第1〜12回報告書．(http://jcqhc.or.jp/html/index.htm)
6) 財団法人日本医療機能評価機構：医療事故等収集事業医療安全情報．(http://jcqhc.or.jp/html/index.htm)
7) 厚生労働省：第五次医療法改正．平成19(2007)年4月1日．
8) 厚生労働省：「診療報酬の算定方法を定める件」等の改正等について(通知)．平成18(2006)年4月．
9) 厚生労働省医療安全対策検討会議医療安全管理者の質の向上に関する検討作業部会：医療安全管理者の業務指針および養成のための研修プログラム作成指針－医療安全管理者の質の向上のために－．平成19(2007)年3月．
10) Edwards E：Introductory Overview, Human Factor is Aviation. Edted by Winer EL, Nagel DC, Academic Press Inc., 1988.
11) 総務省：医療分野におけるITの利活用に関する検討会報告書．2007.4.
12) ハーバード大学：医療事故：真実説明・謝罪マニュアル(東京大学医療政策人材養成講座有志翻訳：http://www.stop-medical-accident.net/html/manual_doc.pdf)

5日間で学ぶ 医療安全超入門

2008年5月31日 初版 第1刷発行
2022年1月14日 初版 第16刷発行

監　修	日本医療マネジメント学会
責任編集	坂本 すが
発行人	小袋 朋子
編集人	増田 和也
発行所	株式会社 学研メディカル秀潤社 〒141-8414 東京都品川区西五反田 2-11-8
発売元	株式会社 学研プラス 〒141-8415 東京都品川区西五反田 2-11-8
DTP	株式会社プランスリー
印刷所	株式会社シナノパブリッシングプレス
製本所	株式会社難波製本

この本に関する各種お問い合わせ
【電話の場合】
● 編集内容については Tel 03-6431-1237（編集部）
● 在庫については Tel 03-6431-1234（営業部）
● 不良品（落丁，乱丁）については Tel 0570-000577
学研業務センター
〒354-0045 埼玉県入間郡三芳町上富 279-1
● 上記以外のお問い合わせは 学研グループ総合案内 0570-056-710（ナビダイヤル）
【文書の場合】
● 〒141-8418 東京都品川区西五反田 2-11-8
学研お客様センター 『5日間で学ぶ 医療安全超入門』係

©JHM, S. Sakamoto 2008. Printed in Japan
● ショメイ：イツカカンデマナブイリョウアンゼンチョウニュウモン

本書の無断転載，複製，頒布，公衆送信，翻訳，翻案等を禁じます．
本書を代行業者等の第三者に依頼してスキャンやデジタル化することは，たとえ個人や家庭内の利用であっても，著作権法上，認められておりません．
本書に掲載する著作物の複製権・翻訳権・譲渡権・公衆送信権（送信可能化権を含む）は株式会社学研メディカル秀潤社が管理します．

|JCOPY| 〈出版者著作権管理機構委託出版物〉
本書の無断複写は著作権法上での例外を除き禁じられています．複写される場合は，そのつど事前に，出版者著作権管理機構（電話 03-5244-5088，FAX 03-5244-5089，e-mail：info@jcopy.or.jp）の許可を得てください．

　本書に記載されている内容は，出版時の最新情報に基づくとともに，臨床例をもとに正確かつ普遍化すべく，著者，編者，監修者，編集委員ならびに出版社それぞれが最善の努力をしております．しかし，本書の記載内容によりトラブルや損害，不測の事故等が生じた場合，著者，編者，監修者，編集委員ならびに出版社は，その責を負いかねます．
　また，本書に記載されている医薬品や機器等の使用にあたっては，常に最新の各々の添付文書や取り扱い説明書を参照のうえ，適応や使用方法等をご確認ください．

株式会社 学研メディカル秀潤社